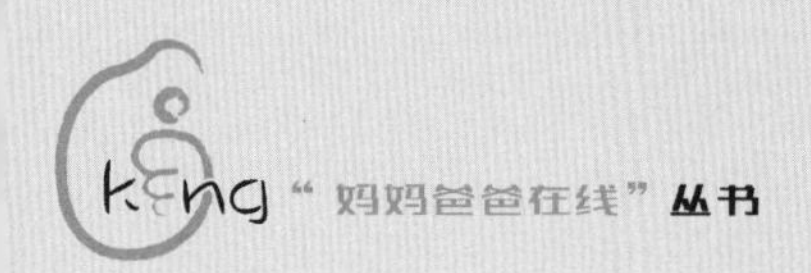

儿童肿瘤的认识与防治

施诚仁　袁晓军　主编

世界图书出版公司
上海·西安·北京·广州

图书在版编目(CIP)数据

儿童肿瘤的认识与防治 / 施诚仁，袁晓军主编. —
上海：上海世界图书出版公司，2018.1
（妈妈爸爸在线丛书）
ISBN 978-7-5192-3872-8

Ⅰ. ①儿… Ⅱ. ①施… ②袁… Ⅲ. ①小儿疾
病—肿瘤—防治—普及读物 Ⅳ. ①R73-49

中国版本图书馆CIP数据核字(2017)第249423号

书　　名	儿童肿瘤的认识与防治 Ertong Zhongliu de Renshi yu Fangzhi
主　　编	施诚仁　袁晓军
责任编辑	沈蔚颖
封面设计	高家鋆
出版发行	上海世界图书出版公司
地　　址	上海市广中路88号9-10楼
邮　　编	200083
网　　址	http://www.wpcsh.com
经　　销	新华书店
印　　刷	上海景条印刷有限公司
开　　本	787 mm × 1092 mm　1/16
印　　张	14
字　　数	190千字
版　　次	2018年1月第1版　2018年1月第1次印刷
书　　号	ISBN 978-7-5192-3872-8/R · 438
定　　价	48.00元

编 写 人 员

主 编

施诚仁 袁晓军

参编人员（按姓氏笔画排序）

马凯旋（上海交通大学医学院附属新华医院）
王 珊（重庆医科大学附属儿童医院）
王天有（首都医科大学附属北京儿童医院）
王金湖（浙江大学医学院附属儿童医院）
王焕民（首都医科大学附属北京儿童医院）
王景福（天津医科大学附属肿瘤医院）
叶启东（宁波市第一医院）
吕 凡（上海交通大学医学院附属新华医院）
朱 慧（上海交通大学医学院附属新华医院）
朱修宇（上海交通大学医学院附属新华医院）
刘 潜（赣南医学院第一附属医院）
汤庆娅（上海交通大学医学院附属新华医院）
汤梦婕（上海交通大学医学院附属新华医院）
阮慧娟（上海交通大学医学院附属新华医院）
孙 瑛（上海交通大学医学院附属新华医院）
李 杰（天津医科大学附属肿瘤医院）
李璋琳（天津医科大学附属肿瘤医院）

杨　深（首都医科大学附属北京儿童医院）

杨　超（重庆医科大学附属儿童医院）

吴春晓（上海市疾病预防控制中心）

沈佳艺（上海交通大学医学院附属新华医院）

张可仞（中国医科大学附属盛京医院）

陈　静（上海交通大学医学院附属上海儿童医学中心）

武玉睿（山东大学齐鲁儿童医院）

季迅达（上海交通大学医学院附属新华医院）

周　翾（首都医科大学附属北京儿童医院）

郑　莹（复旦大学附属肿瘤医院）

赵　强（天津医科大学附属肿瘤医院）

施　亮（上海市疾病预防控制中心）

施诚仁（上海交通大学医学院附属新华医院）

袁晓军（上海交通大学医学院附属新华医院）

蒋马伟（上海交通大学医学院附属新华医院）

翟晓文（复旦大学附属儿科医院）

前　言

随着我国经济发展、人民生活水平的日益提高，儿童卫生保健事业逐渐得到重视，而恶性肿瘤一直是多年来影响儿童健康生长、导致儿童死亡的主要原因之一。故大力开展儿童恶性肿瘤的基础、临床与预防医学相结合的综合性研究，以期早期发现、早期诊治，提高患儿的长期生存率及治愈率，已成为广大儿科医务工作者及全社会需面临的重要挑战。

五年前，在中国抗癌协会、上海市疾病预防控制中心和上海儿童慈善基金会的关心支持下，由中国抗癌协会小儿肿瘤专业委员会组织全国部分儿童肿瘤专家编写了“儿童肿瘤”科普系列教材，并配合义诊宣传儿童肿瘤的防治教育，社会反响较好。在此工作基础上，我们再次组织了国内临床一线的儿童肿瘤专家，对原科普系列教材进行重新修订、增补，并配上了简明易懂的插画。本书共分五章：儿童肿瘤的基本认识、儿童肿瘤的治疗方式、常见的儿童肿瘤、肿瘤患儿的饮食与营养、肿瘤患儿的日常护理与心理疏导。

在此，衷心感谢有关领导对本书的关心和各位参与撰写工作的专家的共同努力！感谢世界图书出版上海有限公司沈蔚颖、胡冬冬两位编辑的积极奔走和帮助！感谢上海交通大学医学院附属新华医院小儿血液 / 肿瘤科汤梦婕医生在本书的约稿、撰写和校正过程中的辛勤付出！最后特别感谢丫丫小患儿在康复期还为本书献上了五幅爱心插画，为本书增添了又一个亮点。

因各位专家撰写水平、风格各异，错误、不足或考虑不周之处在所难免，请读者能予以谅解，并欢迎批评指正，以便再版时能有所改进。希望本书的出版能够对基层医疗单位人员、非儿童肿瘤专业的医护人员、在校医学生、中小学校老师、患儿家长及广大社会公众普及有关儿童肿瘤的科学常识，正确认识儿童肿瘤的诊断、治疗和预后因素有所助益。

上海交通大学医学院附属新华医院

施诚仁　袁晓军

2017 年 5 月 10 日

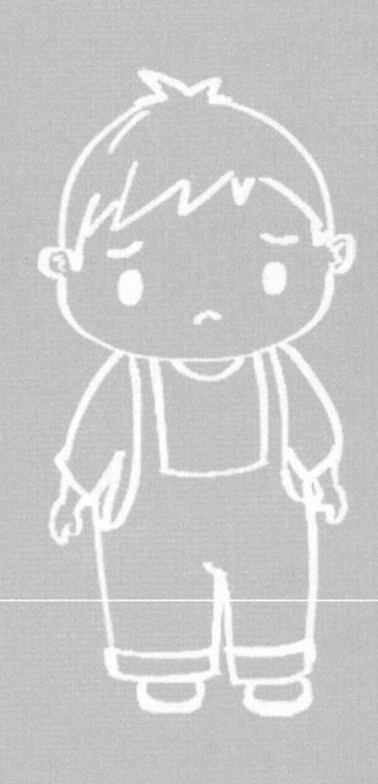

Contents

目　录

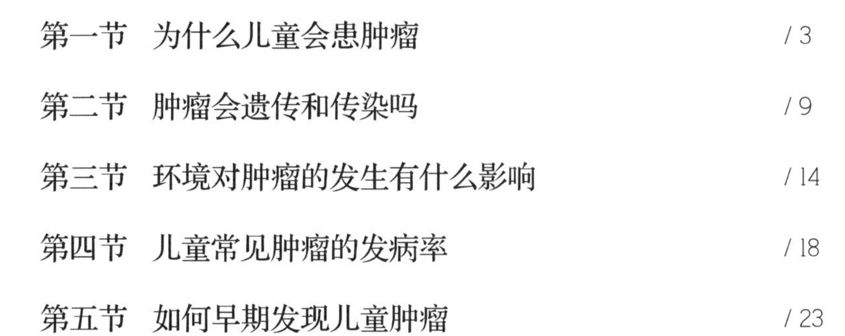

第一章
儿童肿瘤的基本认识

第二章
儿童肿瘤的治疗方式

第三章

常见的儿童肿瘤

第四章
肿瘤患儿的饮食与营养

第五章
肿瘤患儿的日常护理与心理疏导

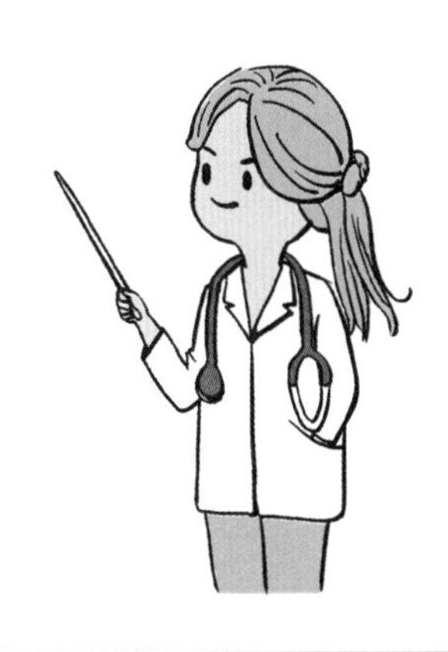

第一章
儿童肿瘤的基本认识

儿童肿瘤的绝对发病率较低，不同性别和年龄的儿童发生肿瘤的类型和概率也不同，发病率较高的肿瘤包括白血病、中枢神经系统肿瘤（主要是脑肿瘤）和淋巴瘤。儿童肿瘤的病因复杂，环境因素与遗传因素可同时影响肿瘤的发生，但大多数儿童肿瘤不是遗传病。儿童肿瘤的早期症状并不典型，不同类型的肿瘤具有不同的临床症状，主要表现为发热、淋巴结肿大或局部肿块等。

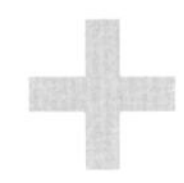

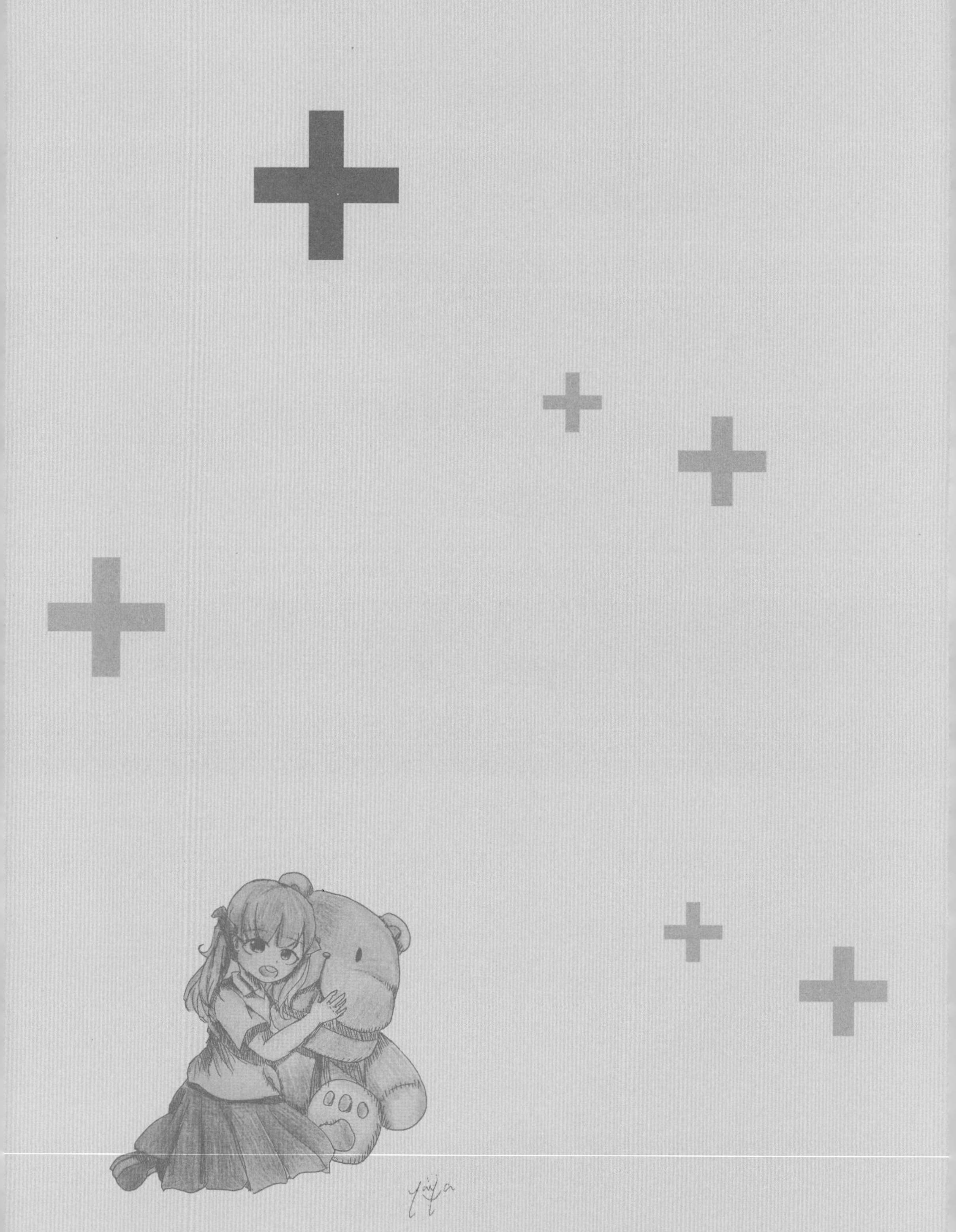

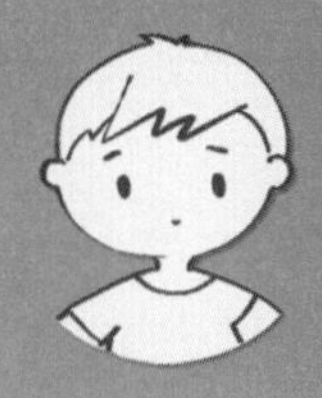

第一节　为什么儿童会患肿瘤

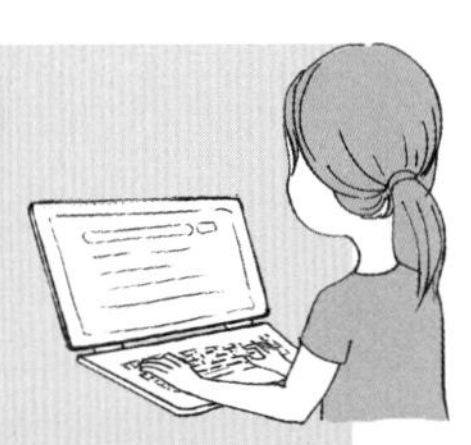

在任何一个年龄段都会有肿瘤的发生，儿童青少年也不例外，但其特点及治疗效果与成人肿瘤有所不同，因此需要正确认识儿童肿瘤。目前位居儿童恶性肿瘤前3位的分别是白血病、中枢神经系统肿瘤（主要是脑肿瘤）和淋巴瘤。

恶性肿瘤也称癌症，其本质是源自人体内的某些正常细胞发生变异后，在体内无限制地生长增殖，侵犯身体的组织器官，进而影响到该器官发挥正常的功能，还可能侵犯、扩散或转移到身体的其他部位，影响人体的健康。在任何一个年龄段都会有肿瘤的发生，中老年人是肿瘤的高发人群，但儿童青少年也会罹患肿瘤，且其特点与成人肿瘤有所不同。了解儿童肿瘤，做到早期预防、早期发现和早期治疗，可以有效提高肿瘤患儿的生活质量，使其获得康复，恢复正常的学习和生活。

儿童肿瘤的分类及特点

儿童罹患肿瘤的发病率极低，根据国际癌症研究中心（IARC）[①]的统计，全世界0～14岁儿童恶性肿瘤发病率通常为100/1 000 000，也就是每年大约10 000个儿童中才会发生1例肿瘤，所以儿童肿瘤是一类比较少见的肿瘤。

① IARC（International Agency for Research on Cancer）即国际癌症研究中心，该机构从1971年起组织专家组收集和评价世界各国有关化学物质对人类致癌危险性的资料，是世界卫生组织下属机构。

儿童恶性肿瘤的病理学类型与成人恶性肿瘤有明显不同。儿童恶性肿瘤多为软组织肿瘤[①]和胚胎细胞性肿瘤[②]，都属于非上皮性肿瘤，这在成人中很少见。而成人中常见的上皮组织恶性肿瘤如肺癌、胃癌等在儿童中则非常罕见。同成人一样，常见的儿童肿瘤也有100多种，可影响到身体的任何部位，但儿童肿瘤生长的部位与成年人有所不同，成年人最常见的肺、胃、肝、肠、乳腺等部位的肿瘤，在儿童中极少出现。儿童肿瘤的好发部位有其独特性，多发生于造血系统、中枢和交感神经系统以及间叶组织[③]。

★小知识★

儿童肿瘤国际分类

IARC制定了一套儿童肿瘤国际分类标准—儿童肿瘤国际分类（ICCC），将儿童肿瘤分为如下12个大类：

Ⅰ 白血病

Ⅱ 淋巴瘤和网状内皮组织恶性肿瘤

Ⅲ 中枢神经系统（包括颅内和脊髓）肿瘤

Ⅳ 交感神经系统恶性肿瘤

Ⅴ 视网膜母细胞瘤

Ⅵ 肾脏恶性肿瘤

Ⅶ 肝脏恶性肿瘤

Ⅷ 恶性骨肿瘤

Ⅸ 软组织肉瘤

Ⅹ 生殖细胞和滋养细胞及其他生殖腺恶性肿瘤

Ⅺ 癌和其他恶性上皮肿瘤

Ⅻ 其他和未特指类型恶性肿瘤

---

① 软组织肿瘤包括横纹肌肉瘤、纤维肉瘤等。

② 胚胎细胞性肿瘤包括原始神经外胚层肿瘤、神经母细胞瘤、生殖细胞肿瘤等。

③ 间叶组织起着支持、填充及构成新组织和器官的作用。间叶组织肿瘤包括血管瘤、淋巴管瘤及横纹肌肉瘤等。

儿童好发肿瘤排名第一的是白血病，约占所有儿童肿瘤的1/3。白血病俗称“血癌”，其主要病因是人体“造血工厂”——骨髓中的“造血工人”——造血干细胞发生了癌变，从而导致一种或多种不同形态的造血功能紊乱甚至丧失。观察典型病例的外周血液，在显微镜下似乎满眼都是白细胞，难以找寻到红细胞，因此被命名为白血病而沿用至今。

接下来是中枢神经系统肿瘤（主要是脑肿瘤）和淋巴瘤。脑肿瘤的发病率，仅次于白血病居儿童肿瘤的第二位，约占儿童肿瘤的20%。第三位是淋巴瘤，包括非霍奇金淋巴瘤和霍奇金淋巴瘤，是起源于淋巴结或者结外淋巴组织的恶性肿瘤，占儿童肿瘤的10% ~ 15%。

以上3种肿瘤累计占所有儿童肿瘤的60%以上。其他如神经母细胞瘤、肾母细胞瘤、视网膜母细胞瘤、骨肿瘤等也不罕见。儿童肿瘤有下述五大特点：①常无特殊症状；②较早发生全身转移；③对化学治疗敏感；④早期治疗效果佳；⑤一旦复发治愈率明显降低。考虑到该群体的特殊性以及对家庭和社会造成的影响，大众有必要增加对儿童肿瘤特点、早期症状和康复指导的正确认识。

儿童肿瘤常见症状及体征

不同种类的肿瘤可产生不同的临床症状。儿童肿瘤常见的症状及体征有①发热，特别是经抗病毒或抗生素治疗无效的发热；②较长期的持续性或间歇性的疼痛，如头痛、腹痛、关节痛等；③身体部位出现肿块，如颈部、腋下、腹部等；④皮肤苍白、血细胞减少；⑤不明原因的出血，如牙龈出血、皮肤出血点或瘀青；⑥食欲缺乏、体重减轻等（图1–1）。这些症状有些无明显的特异性，加上儿童有时不能准确地表达自己的感受，往往未引起家长或医生的足够重视，使患儿没能及时获得诊治。

较长期的头痛
出现肿块
发热
儿童常见肿瘤症状
皮肤苍白
食欲缺乏
不明原因出血

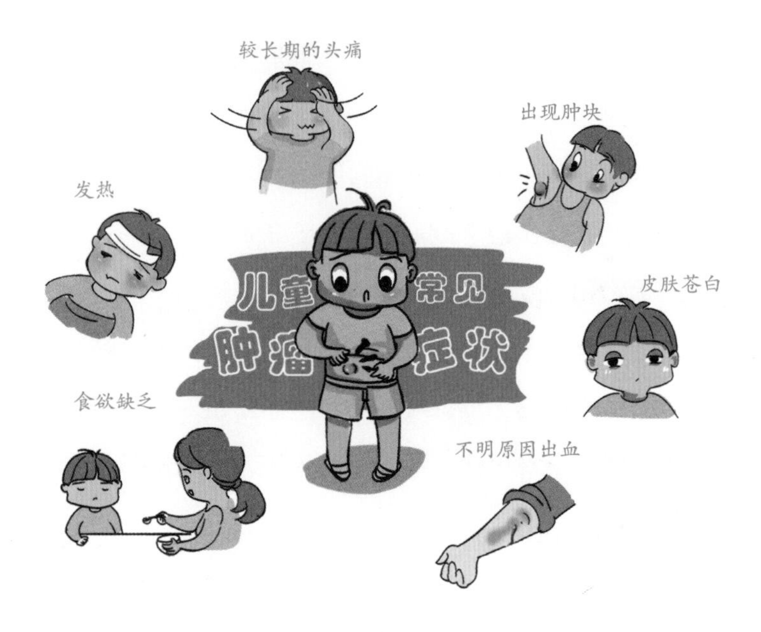

图1-1　儿童肿瘤常见症状及体征

正确认识儿童肿瘤

（1）肿瘤在任何年龄段都会发生，儿童（包括新生儿）也会患肿瘤。

（2）肿瘤没有传染性，不会影响周围的人，肿瘤不会从一个孩子传染给其他孩子，因此不要歧视肿瘤患儿。

（3）输血不会导致白血病，即便白血病细胞通过输血进入体内，健康人的免疫系统也会很快将其破坏清除，至今尚无通过输血获得白血病的报道。

（4）只有很小比例的儿童肿瘤与遗传有关，大部分儿童肿瘤并不会遗传。

（5）儿童肿瘤的病因尚不明确，早发现早诊断早治疗的患儿预后较好。

（6）儿童肿瘤不是不治之症！大部分的儿童肿瘤都可治愈，成为永久康复者，能健康成长，过上正常的生活。

（7）用正常的眼光看待肿瘤患儿，不要歧视和排斥他们，全社会应给予患儿和家长关怀和支持。肿瘤患儿可以享有和正常孩子一样的快乐童年生活。

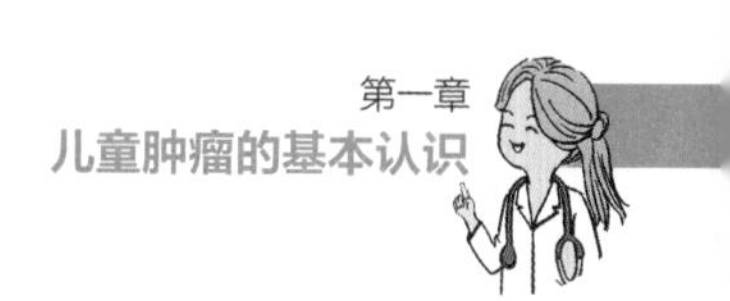

儿童肿瘤不是绝症，正确的态度可改善预后

在过去的30年间，儿童肿瘤的相关治疗技术得到了持续的发展，治疗效果明显改善，使儿童肿瘤的治愈率得到不断的提高。数据显示，欧美国家儿童肿瘤5年生存率[①]平均为78%，我国儿童肿瘤5年生存率也达72%左右。不同类型儿童肿瘤的生存率也不同，白血病的5年总体生存率在70%以上，而儿童淋巴瘤在合理治疗下5年生存率可高达80%以上。认识儿童肿瘤特点，选择专科医院，有助于早期发现和早期诊断，一旦罹患儿童肿瘤，应由儿童肿瘤的专科医生根据具体的病例提供正确的诊断及治疗方案。只要儿童及其家长积极配合治疗，加上适当的护理照顾，大部分儿童肿瘤治疗效果是很好的。

在整个疾病治疗和康复过程中，孩子自身的努力、家人们的付出、同学及老师的支持和理解，都是在孩子迈向健康之路中不可或缺的重要因素。孩子的成就及发展并不会因儿时的肿瘤而受到限制。对于家长来说，当发现自己的子女患上肿瘤，要面对的问题非常复杂，初闻肿瘤的家属会有伤心、怀疑、悲痛等情绪，但是作为家长，要抱着积极的态度克服困难，儿童肿瘤并非绝症，听信偏方和传言只会延误病情，只有勇敢面对，调整心态，以坚强、理智和信心再加上各方的支持共同与疾病抗争，才能使患儿更有可能重获健康。而了解更多有关儿童肿瘤的知识则有助于配合医生治疗，并对长期康复过程中可能出现的问题做到心中有数。

塑造健康的生活方式，远离各种危险因素

儿童肿瘤的病因较复杂，目前普遍了解较少。针对病因的一级预防措施有限，主要包括：①减少遗传性肿瘤的发生，即通过遗传性肿瘤的普查、登记、遗传

---

① 肿瘤的5年生存率　某种肿瘤经过综合治疗后，生存5年以上的比例。一般认为，肿瘤患儿生存5年以上，以后再复发的风险很小，因此可算作基本被治愈。

咨询和产前诊断等降低儿童恶性肿瘤发病率；②减少环境因素暴露，包括减少电离辐射暴露和孕妇腹部X线诊断照射；③合理用药，切忌滥用药物；④加强疫苗接种，控制病毒感染；⑤控制吸烟和被动吸烟；⑥怀孕期间营养素的监测和补充等。

儿童时期塑造健康的生活方式，远离各种危险因素，对于儿童健康至关重要，要做到睡好觉，常欢笑；健康饮食，不偏食，不挑食；多饮水，饮用新鲜、清洁的水；加强体育锻炼，控制体重；尽量减少到吸烟者的烟雾环境中去；控制情绪，缓解压力，避免过度疲劳，劳逸结合。父母亲应塑造一个良好形象，做一名不抽烟、不酗酒、不吸毒、讲卫生、学科学、讲道德的公民，给儿童做好榜样。

（郑 莹 施 亮 吴春晓）

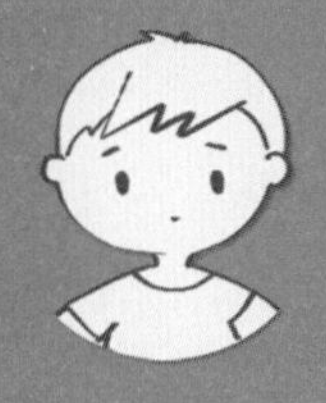

第二节　肿瘤会遗传和传染吗

儿童肿瘤发生的原因是多因素的，除了肿瘤家族遗传易感性因素以外，胎儿与婴幼儿的环境因素也可能与肿瘤的发生与发展有较大关系。

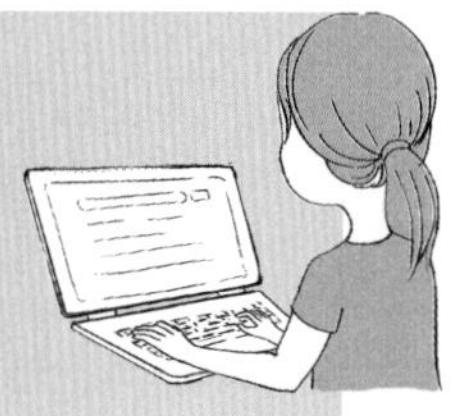

肿瘤会遗传吗？

世界肿瘤流行病学的一项最新资料显示，恶性肿瘤发病人群有年轻化趋势，其中儿童恶性肿瘤的发病率正在呈现出逐渐上升的趋势。儿童恶性肿瘤绝大多数是由不成熟的胚胎组织发展而来的，按其发病率顺序依次为白血病、脑肿瘤、恶性淋巴瘤和各种实体瘤，常见的实体瘤为神经母细胞瘤、肾母细胞瘤、肝母细胞瘤、生殖细胞瘤、横纹肌肉瘤、视网膜母细胞瘤和骨肉瘤等。

目前恶性肿瘤已位居儿童死因的第二位，仅次于意外伤害。儿童肿瘤的发生是多因素的，除了肿瘤遗传的易感性[①]因素以外，胎儿与婴幼儿的环境因素可能跟肿瘤的发生与发展有较大关系。

儿童肿瘤与哪些因素有关？

目前认为儿童恶性肿瘤除与遗传、基因突变等因素有关，还与以下四大因素相关（图 1–2）。

---

① 肿瘤遗传的易感性是指在同一条件下，部分人群对于外界刺激更敏感，更容易发生肿瘤。当机体免疫功能低下时，不能及时把突变的细胞消灭在初级阶段，导致肿瘤发生。

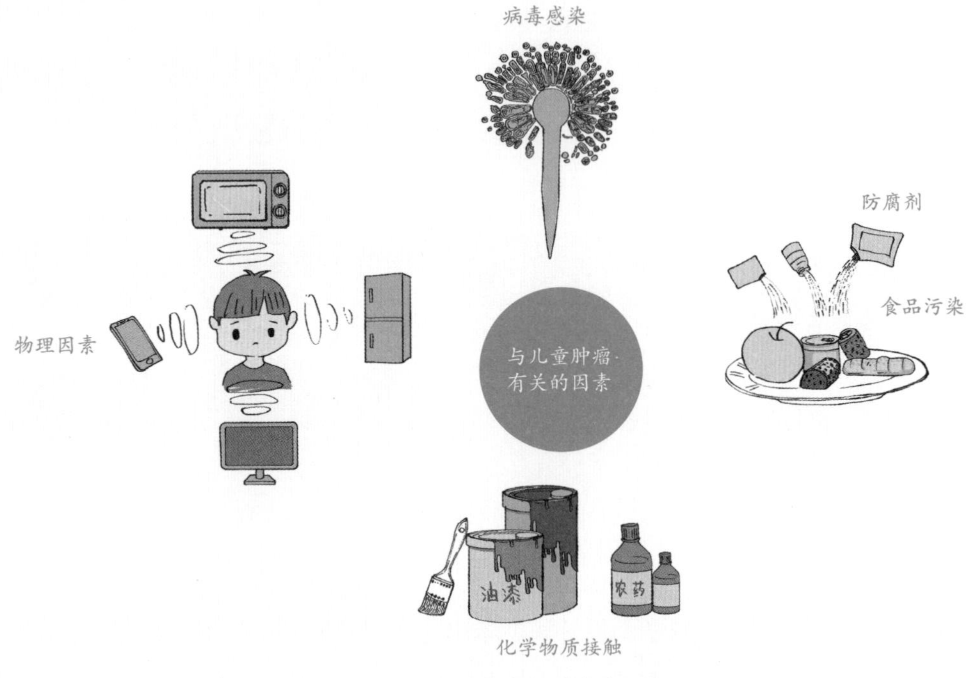

图1-2 影响儿童肿瘤的因素

1. 病毒感染

研究表明，胚胎发育期某些病毒感染可诱发母体内的细胞基因突变而导致儿童肿瘤发生；如EB病毒感染可诱发儿童鼻咽癌、伯基特淋巴瘤等。

2. 化学物质接触

父母亲的职业环境中长期接触油漆、石油产品、烃类、有机溶剂、农药等，尤其是母亲在妊娠期中接触化学物质如苯、汽油、染料、颜料、烃类、焊接气溶胶、熔炉气溶胶等，上述物质可通过胎盘转运，有可能使胚胎发育受到损伤或致癌。另外，家居装修中的苯、甲醛等有毒气体，各种空气污染、水污染等都可能导致儿童恶性肿瘤的发生。

3. 物理因素

如电磁场、电离辐射和放射线接触等对儿童致癌作用比成年人更大。

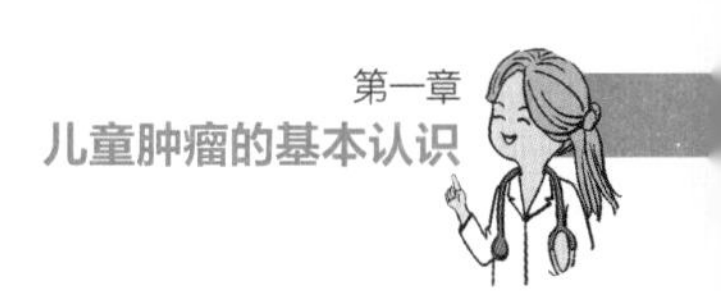

4. 食品污染

25% ~ 30% 的肿瘤发病与食物有关，因为食物中的黄曲霉素、亚硝胺类、铅等重金属元素，蔬菜、水果中残留的化肥、杀虫剂，某些食品中的添加剂、防腐剂等都是“隐形杀手”，长时间摄入上述有害物质，可能导致恶性肿瘤的发生。

部分儿童肿瘤可见到相关家族遗传病例，如白血病、淋巴瘤、视网膜母细胞瘤等，即遗传性肿瘤综合征①。临床表现特点为肿瘤发生年龄早，双侧或多病灶原发肿瘤，伴各种先天形态学异常或智力低下，并有显著的二次肿瘤发生风险和家族肿瘤易感倾向。目前认为，导致遗传性肿瘤综合征的种系突变基因可归为三类：原癌基因、抑癌基因及稳定基因。原癌基因对细胞生长增殖具有正调控作用，1 个等位基因②突变就会激活原癌基因，导致细胞增殖过度而引发肿瘤。抑癌基因对细胞生长增殖具有负调控作用，必须 2 个等位基因同时失活才会引发肿瘤。稳定基因包括参与 DNA 修复的基因以及控制有丝分裂重组或染色体分离的基因，其并不直接涉及细胞增殖的调控，但若发生异常可导致 DNA 修复缺陷，肿瘤发生的概率增加。在三种类型基因中，稳定基因和抑癌基因突变导致的遗传性肿瘤综合征最为常见。目前全球已确认超过 50 种类似的遗传性肿瘤综合征，包括利 - 弗劳梅尼综合征（Li–Fraumeni syndrome）③、范科尼（Fanconi）贫血、幼年性息肉病、家族性腺瘤性结肠息肉病、遗传性乳腺卵巢肿瘤、神经纤维瘤病、遗传型神经母细胞瘤等，其中有大量肿瘤或癌前病变发生在儿童时期，并且可见明显遗传早现现象，而其相关先天性缺陷多在婴幼儿时期发现和诊断。因此，对于出

① 遗传性肿瘤综合征是指由于种系基因突变导致个体具有肿瘤易感倾向的一类疾病。

② 等位基因一般指位于一对同源染色体的相同位置上控制着相对性状的一对基因。

③ 利–弗劳梅尼综合征（Li–Fraumeni syndrome，LFS）是一种罕见的常染色体显性遗传疾病，是以首先发现此疾病的两位医师名字命名的，主要是由于抑癌基因*p53*的缺失而引起家族性各种不同肿瘤的发生，其中包括乳腺癌、脑肿瘤、恶性肉瘤、骨肿瘤等，大多在年轻时发生。

现上述遗传性肿瘤综合征的患儿需进行相关遗传学检测、筛查，争取对肿瘤早预防、早发现、早治疗。

通俗地说，上述调查和研究实际上说明了肿瘤具有一定的遗传倾向，但并不等同于肿瘤就是一种遗传病，会百分之百的遗传给后代。遗传性肿瘤虽然是一种较严重的遗传性疾病，但在整个肿瘤的发病当中它的比例仅占 1% 左右，绝大多数肿瘤的发生是环境和个体遗传易感共同作用的结果。部分医学家认为，儿童恶性肿瘤的发生，是因二次细胞突变而导致遗传性肿瘤发病。即患儿在母亲怀孕时，胚胎的生殖细胞中已经携带有突变基因，但携带者可能不会发生肿瘤。在某些因素作用下，发生第二次体细胞突变后，才会发生肿瘤。此外，一些患儿在出生早期，尽管细胞中携带有已突变的基因，但并不发病，而是在出生后的一段时间内受到刺激，基因发生二次突变后才发病。所以，常有人把儿童恶性肿瘤归为先天性恶性肿瘤或胚胎性恶性肿瘤，也因此提出：年轻父母在生育期和妊娠期的健康保健，对预防儿童恶性肿瘤的发生具有重大影响。预防儿童肿瘤应从妊娠期开始，孕妇要注意避免上述提到的各种致癌因素对胎儿的影响，保证健康均衡的科学饮食、保持良好的生活习惯及乐观的情绪对胎儿的健康发育是非常有利的。

大量研究证实，多数肿瘤的致病因素是环境因素，占 80% 以上，但是在接触致癌因素的个体中，也只是少数人患病，由此可见个体的易感因素在发病过程中同样占有重要的地位。这种差异具有相关遗传学基础，上一代遗传给下一代的并非疾病本身，而是对疾病的易感倾向。儿童出生后的环境污染，尤其是在现代社会中十分泛滥和被人们所忽视的某些电离辐射、医源性放疗、化学药物，以及病毒感染、免疫缺陷，甚至饮食习惯等，都与儿童恶性肿瘤的发生有关，尤其是学龄期和青春期的某些恶性肿瘤。因此孩子出生后也要尽量避免与上述各种致癌因素接触。

总之，肿瘤是在一定遗传易感性基础之上，由多因素参与的、多阶段的发展

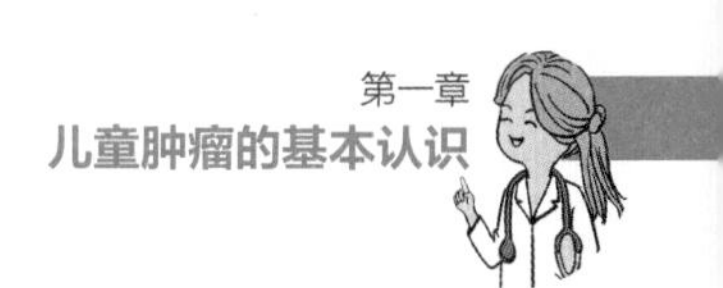

过程，环境因素是影响肿瘤发生的主要原因，人类 80% ~ 90% 的恶性肿瘤为环境因素所致。因此，目前一方面能通过肿瘤易感基因筛查出高危人群，再加上养成良好的生活方式，改善环境，一部分肿瘤是可以预防的。

肿瘤会传染吗？

迄今为止，世界上还没有一个国家把恶性肿瘤列为传染病，也没有一家医院对恶性肿瘤患儿实行隔离治疗。恶性肿瘤原则上不具有传染性，但某些肿瘤在发生发展过程中可能与传染性疾病有关。比如，乙型肝炎本身有传染性，在我国，它是引起肝癌的重要原因，很多肝癌患儿前期都有乙型肝炎。因此，我们可以这样认为：有些肿瘤是由传染病而导致的，但肿瘤直接传染的情况一般不存在。至今仍无证据证明儿童恶性肿瘤具有直接传染性。也就是说，与肿瘤患儿日常接触，一起玩耍，不会被传染。

（赵　强　李　杰）

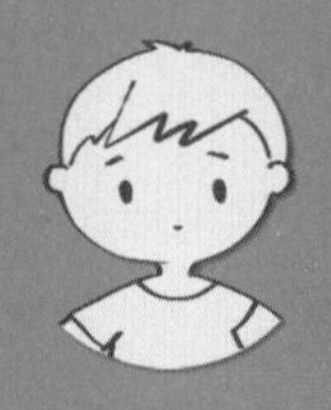

第三节　环境对肿瘤的发生有什么影响

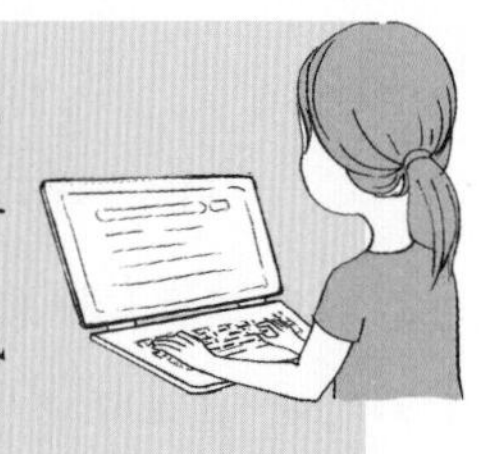

任何可以导致肿瘤发生的物质都被称为致癌物，但是在接触致癌物后并不一定会发生肿瘤。环境因素可导致肿瘤的发生，为了更好地预防肿瘤的发生，我们需要了解哪些环境因素与肿瘤的发生有关。

肿瘤的发病是由多种因素相互作用导致正常细胞恶变的结果，根据因素的来源、性质与作用方式的不同，可以分为内源性与外源性两大类。前者包括机体的免疫状态、遗传素质、激素水平与DNA损伤修复能力等，后者包括化学因素、物理因素、致瘤性病毒等，皆来自外界环境。

可以通过避免接触某些具有致瘤性的外源性因素来降低肿瘤的发生，例如通过戒烟降低肺癌的发生，或在户外做好防辐射准备降低皮肤癌的发生。因此，为了更好地预防肿瘤的发生，我们需要了解哪些环境因素与肿瘤的发生有关。

哪些环境因素可引起肿瘤？

引起肿瘤的环境因素分为化学因素、物理因素和病毒因素，常见如下。

1. 化学因素

石棉、苯、砷、黄曲霉素、马兜铃酸、铍、1，3–丁二烯、镉、煤沥青和煤焦油沥青、焦炉逸散物、石英、环氧乙烷、甲醛、六价铬化合物、矿物油（未处理或微处理的）、镍化合物、氡、二手烟、强无机酸、钍、氯乙烯、木屑等。

2. 物理因素

电离辐射、放射性核素（镭、氡等）、紫外线等。

3. 病毒因素

EB 病毒、乳头状瘤病毒、乙型肝炎病毒等。

接触致癌物后一定会导致肿瘤的发生吗？

任何可以导致肿瘤发生的物质都被称为致癌物，但是在接触致癌物后并不一定会发生肿瘤。肿瘤的发生是由多种因素相互作用导致的，包括与致癌物接触的时间长短、接触量的多少以及自身机体的情况几个方面，但在某些特定的人群中，如接触致癌物的工人中，可因被动地接触致癌物而发生肿瘤。

有多少肿瘤是因为接触环境中的致癌物质而发生的？

由于大多数肿瘤的发生原因并不明确，因此无法准确地计算因接触环境中的致癌物质而发生肿瘤的数量。目前有研究者提出，仅有 4% 的肿瘤患者与环境有关，但是亦有其他研究者提出有超过 19% 的肿瘤患者发病与环境因素有关。因此，这仍是我们目前所研究的一个问题。

环境因素如何引起肿瘤的发生？

1. 辐射

按照辐射粒子能量高低及电离物质的能力大小可分为电离辐射和非电离辐射，目前在儿童中较为肯定的辐射影响包括 X 线和低频电磁场[①]，有数据显示围生期前或围生期过程中母亲暴露在 X 线或低频电磁场中，可大大地增

① 低频电磁场是指发射出频率低于300赫兹的家电设备及配电系统（如墙壁内的配电线等），而户外来源则为住家附近的电力设施，如变电所、高压输电线、配电线等。

加其子女白血病发病率的危险性。儿童自身暴露在上述环境中亦可增加白血病的发病风险。

2. 苯或其他碳氢化合物

苯或其他碳氢化合物是引起白血病的另一危险因素。有研究发现长期暴露在含低浓度苯的环境中的儿童发生白血病的风险较高。因此，长期生活在含苯的工厂周围以及儿童父母从事特定的职业，如金属制造、纺织及药剂等都可能会影响儿童的身体健康。那么在市中心生活的儿童是否就可避免上述污染所造成的影响呢？答案显而易见是否定的。经济的发展使大多数的家庭有了汽车，汽车所用的汽油，其主要成分由碳和氢组成，由于燃烧不完全，常可排出一些有害物质，同样亦可增加儿童白血病的发病风险。另外，室内的装修和油漆家具中含有甲醛、苯、甲苯、二甲苯、三氮甲烷等有害物质，当上述有机物挥发至空气中，而儿童长期暴露在含有上述物质的环境中，其患白血病的风险大大增加。孕妇若暴露在上述环境中，也增加了胎儿肿瘤的发生风险。另一类增加儿童白血病发生风险的因素是家用化学品的广泛应用，这里是指家庭日常生活和居住环境的化工产品，是人们居住场所的重要环境因素，包括化妆品、洗涤剂、消毒剂及杀虫剂等。已有数据显示，孕期母亲或父亲使用过杀虫剂者或儿童直接暴露于有杀虫剂的环境中，儿童白血病的患病风险明显增高。而消毒剂的使用亦增加儿童白血病的发病风险。

3. 吸烟

吸烟产生的烟雾同样含有大量的有害成分，包括尼古丁、焦油、一氧化氮等。成人吸烟与其白血病的发生风险之间的关系已获得了证实，而吸烟与儿童白血病发生风险之间的关系亦被越来越多人探究和证实。国外有研究显示，父亲在母亲怀孕前、怀孕期间及儿童出生后整个时期吸烟都可增加儿童白血病的风险性，而对于母亲（尤其在孕期），由于烟草中的致癌物质可通过胎盘进入胎儿血液，因

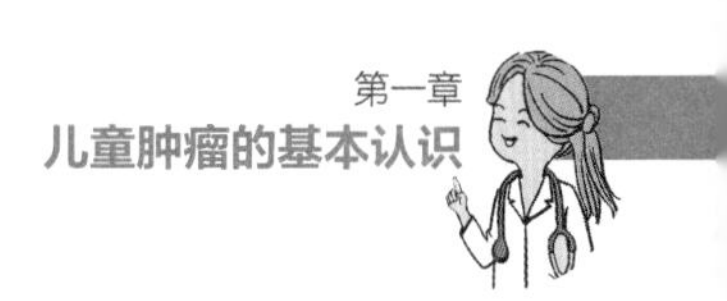

此母亲吸烟亦可造成儿童肿瘤的发生，且其每日所吸烟的支数与儿童肿瘤的发生呈剂量反应[①]关系。

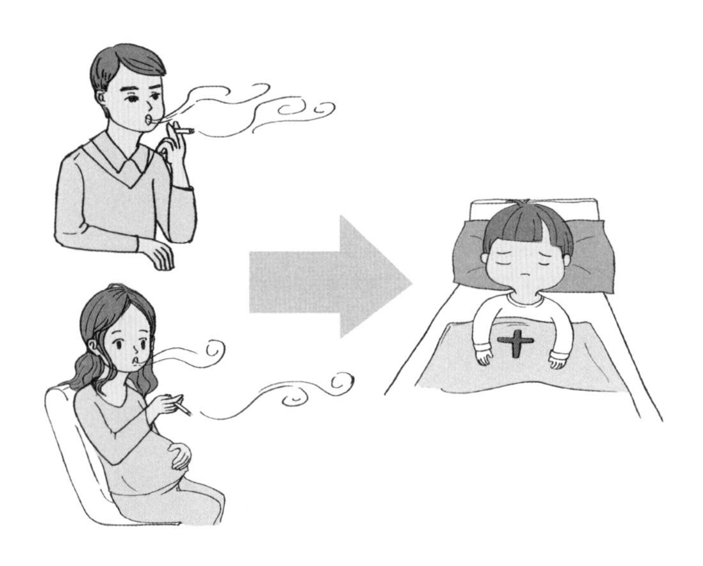

如何预防肿瘤的发生？

环境因素在儿童肿瘤的发生发展过程中起着一定的作用，因此建议家长应加强儿童护理，尽可能避免不必要的放射线暴露并改善居住环境以减少儿童肿瘤的发生风险。尽可能减少人为的环境影响因素，例如尽可能选择在远离工厂等有害物质排放的场所长期定居，避免儿童长期置于新装修的房屋内，在儿童所处环境中尽可能避免使用化学物品（消毒剂、杀虫剂等），尽可能控制吸烟次数等，以期降低儿童肿瘤的发生风险，提高儿童的生活质量。

（袁晓军　汤梦婕）

① 剂量反应是指某人群接触某种物质后发生一定程度的作用。这里指随着父母吸烟数量的增加，其子女罹患白血病的风险也随之增大。

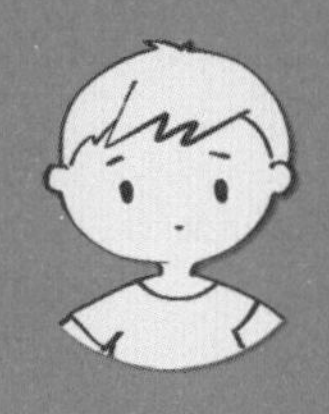

第四节　儿童常见肿瘤的发病率

儿童肿瘤发病率低，病因复杂，不同性别和不同年龄的儿童，发生肿瘤的类型和概率也不同。白血病是儿童期最常见的恶性肿瘤，约占 1/3；中枢神经系统肿瘤（主要是脑肿瘤）发病率排第二位，约占 20%，发病率排第三位的为淋巴瘤（图 1−3）。

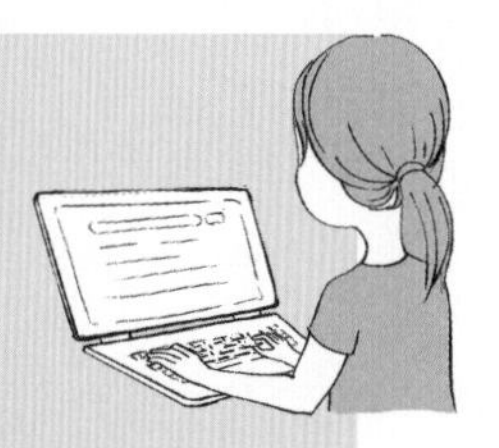

总体而言，儿童肿瘤是较少发生的疾病。根据国际癌症研究中心（IARC）的统计，全世界 0 ~ 14 岁儿童中发生恶性肿瘤的概率极低，每年大约 10 000 名儿童中才会出现 1 例。

儿童恶性肿瘤病因复杂，不同性别和不同年龄的儿童，发生肿瘤的概率也不同。如典型的儿童骨肉瘤最常发生在 10 岁以后，男孩多于女孩；肾母细胞瘤大部分发生在 1 岁前，3 岁以后就很少发生；2/3 的神经母细胞瘤发生在 5 岁前。

不同类型的儿童肿瘤，治疗的效果也不一样。数据显示，欧美国家白血病、淋巴瘤、脑肿瘤 5 年生存率分别约为 74%、87%、72%。我国儿童肿瘤 5 年生存率平均在 72% 左右，其中白血病、淋巴瘤、脑肿瘤则分别约为 70%、65%、70%。

儿童三大常见肿瘤的发病率分别是多少？

1. 白血病

白血病是造血系统的恶性增殖性疾病，是最常见的儿童肿瘤，约占儿童恶性

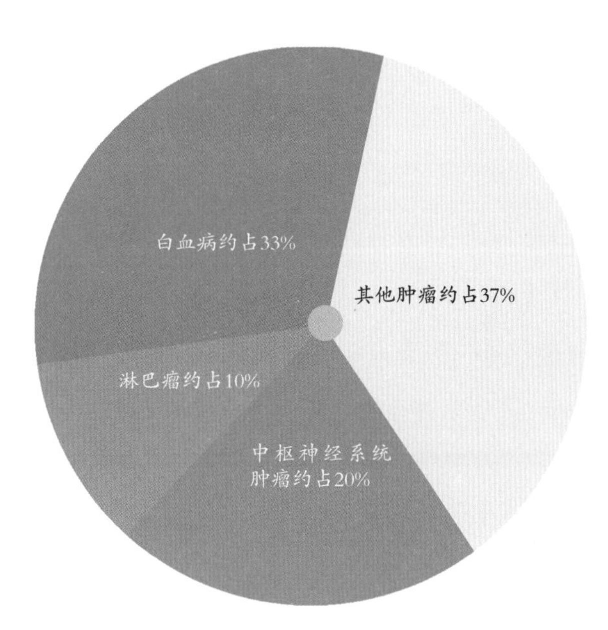

图1-3　三大儿童肿瘤的发病率

肿瘤发病率的 1/3。根据白血病细胞的分化程度和自然病程的长短，白血病可以分为急性和慢性两类，儿童急性白血病占多数，包括两个主要类型：急性淋巴细胞白血病（ALL）和急性髓细胞性白血病（AML）；慢性白血病主要为慢性（幼年型）粒（单）细胞性白血病（CML 或 JCMML）。

在全世界绝大多数地区，白血病一直占据着 0 ~ 14 岁儿童恶性肿瘤瘤谱的榜首位置，因此，白血病容易被认为是一种“儿童病”。其实，这是一种误解。全世界每年新发儿童白血病近 5 万例，但只占所有年龄白血病病例的 14%。因此成人白血病发病率远高于儿童。目前，我国 0 ~ 14 岁儿童期白血病发病率与世界平均水平没有显著差异，低于欧美发达国家。

2. 中枢神经系统肿瘤

中枢神经系统肿瘤（主要包括脑肿瘤和椎管内肿瘤，其中脑肿瘤占大部分）发病率排第二位，约占 20%，即每 5 例肿瘤患儿中即有 1 例罹患脑肿瘤。脑肿瘤的主要危害是局部脑组织细胞发生不正常的分裂增殖而形成瘤块，占据脑部有限的空间，压迫或侵害正常的脑组织，从而造成头痛、呕吐等颅高压症状。脑肿瘤也有很多类型，其中神经胶质瘤占儿童脑肿瘤的 70% 以上，远高于胶质瘤在成人中 40% 的发病比例。儿童脑肿瘤的主要发生年龄一般在 10 岁之前，但不同类型的好发年龄有一定差异。

近年来，随着神经系统检查方法的发展和普及，特别是 CT 和 MRI 影像学诊断技术的不断进步，儿童脑肿瘤的检出率大大提高，出现发病人数增加的现象。

3. 淋巴瘤

淋巴瘤是一组高度恶性、对人体健康有高度侵袭性危害的肿瘤，原发于淋巴结及淋巴结之外的淋巴组织，几乎可以危害全身所有脏器。淋巴瘤分为非霍奇金淋巴瘤和霍奇金淋巴瘤两类。儿童时期非霍奇金淋巴瘤的发病率明显高于霍奇金淋巴瘤，两者比例为（4 ~ 5）:1。

儿童淋巴瘤的发病率约为 1.6/10 万，大约 6 万名儿童中发生 1 例，在儿童恶性肿瘤中仅次于白血病和脑肿瘤，位居第三，占 10% 左右。按发病率估计，我国每年新发儿童淋巴瘤病例 6 000 ~ 8 000 例，有较明显的性别差异，平均男女比例约为 4 : 1。

上海儿童肿瘤的发病率和特点

儿童肿瘤的编码及涉及信息有其特殊性，儿童肿瘤监测系统是独立于常规肿瘤报告登记管理系统之外的单独系统。上海市疾病预防控制中心根据世界卫生组织（WHO）推荐的儿童肿瘤专用登记技术标准，在国内建立了迄今为止唯一的儿童肿瘤登记系统，提供了完整、可靠的基础数据。外加上海有相对完善的医疗制度和较高的诊断技术水平，儿童肿瘤更易得到确诊。通过上海的数据，可以较好地了解中国儿童肿瘤的发生情况和特征（图 1–4）。

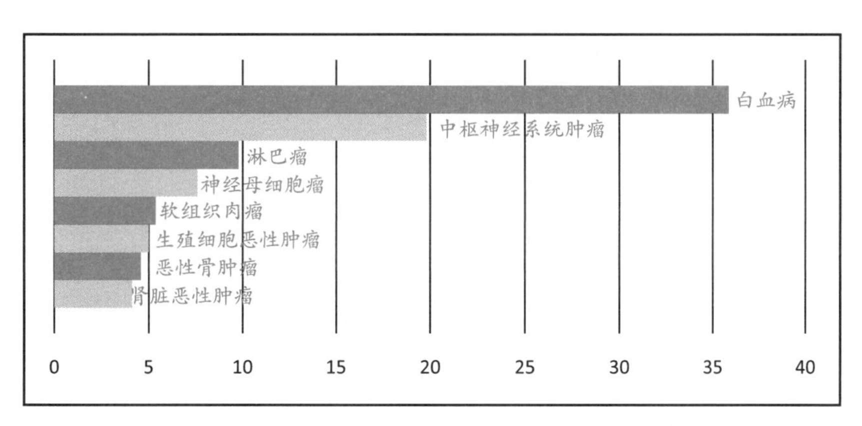

图1-4　2009—2011年上海市15岁以下儿童恶性肿瘤发病情况

根据上海市疾病预防控制中心儿童肿瘤登记的监测资料显示，近十年全市共有 1 500 余例新诊断的儿童恶性肿瘤病例，粗发病率为 124/100 万。其中男性儿童发病率高于女性儿童发病率，男女发病比例为 1.2∶1。上海儿童肿瘤的发病率无显著上升。全市每年新发病例为 100 ~ 150 例，约占所有肿瘤的 0.3%。其中超过九成由三级医院和儿童专科医院确诊，不到一成在二级医院确诊。

近三年的登记数据提示，白血病、中枢神经系统肿瘤和淋巴瘤也是上海最常见的三种儿童恶性肿瘤。白血病约占全部病例的 40.7%，其中 2/3 为淋巴细胞白血病。中枢神经系统肿瘤居第二位，占 20.2%，其中最常见的两种类型分别是星形细胞瘤和原发性神经外胚层瘤。淋巴瘤占 8.4%，主要为非霍奇金淋巴瘤，占淋巴瘤总数的 80%。交感神经系统恶性肿瘤位居上海市儿童肿瘤发病率的第四位，主要为神经母细胞瘤。

上海地区 2003—2013 年 14 岁以下儿童肿瘤发病率为 123.62/100 万，上海儿童在不同年龄阶段的恶性肿瘤发病率也不同。0 ~ 4 岁组发病率最高，约为 1/6 000，5 ~ 9 岁和 10 ~ 14 岁组发病率基本相同，都是 1/10 000。儿童肿瘤在不同年龄阶段的好发类型也不同。白血病在 0 ~ 4 岁组发病率最高，随着年龄增加，发病率下降。而恶性骨肿瘤和恶性上皮细胞瘤则随着年龄增加发病率上升，

10 ~ 14 岁组发病率最高。淋巴瘤发病率在 5 ~ 9 岁组最高。神经母细胞瘤、视网膜母细胞瘤和肝母细胞瘤主要见于 0 ~ 4 岁组，在其他年龄组则很少发生。

（郑 莹 施 亮 吴春晓）

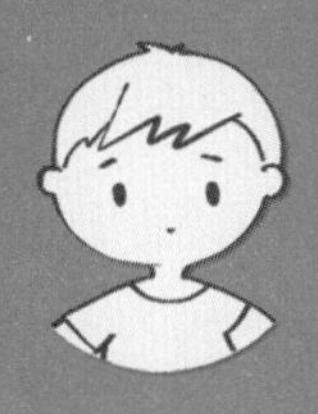

第五节　如何早期发现儿童肿瘤

儿童肿瘤的早期症状并不明显，在日常生活中家长往往会忽视。正确识别肿瘤的早期症状有助于儿童肿瘤的早期诊断及治疗，提高患儿的长期生存率。发热、贫血、淋巴结肿大、局部包块等是儿童肿瘤常见的临床症状。

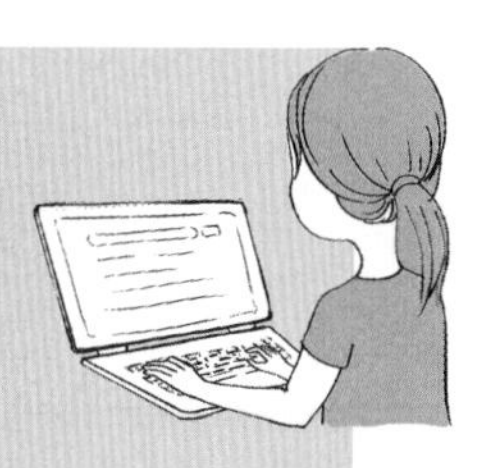

儿童肿瘤有哪些症状?

了解儿童肿瘤的常见症状有助于儿童肿瘤的早期诊断与及时治疗，同时能提高患儿的生存率。然而不同的肿瘤具有不同的临床症状，因此我们对其进行简单的归纳（表 1–1）。

表1–1　不同肿瘤具有不同的症状

出现的症状	可能的肿瘤
持续发热、面色苍白、有出血倾向等	白血病
颈部、腋下等部位出现无痛性进行性增大的淋巴结	淋巴瘤
头晕、头痛、呕吐、步态不稳等	脑肿瘤
腹部可触及肿大包块、腹痛、黄疸等	神经母细胞瘤、肾母细胞瘤、肝母细胞瘤、生殖细胞瘤等腹腔肿瘤
四肢出现肿块	横纹肌肉瘤、原始神经外胚层瘤
骨骼疼痛	骨肉瘤或骨骼转移的其他肿瘤如白血病、神经母细胞瘤
反复咳嗽、呼吸困难、颈部静脉扩张	淋巴瘤、神经母细胞瘤等胸腔内肿瘤
眼球突出	神经母细胞瘤、组织细胞增生症、白血病、视网膜母细胞瘤等

通常，大年龄儿童可描述自身的不适症状，如头晕、头痛、腹痛或骨痛等，若反复出现上述症状时，应及时就医。由于小年龄儿童不能对自身的不适进行描述，因此，家长在日常生活中应细心观察，如在洗澡或更衣时注意有无腹部包块，或是否出现逐渐消瘦、反复低热、喂养困难等症状。

★小知识★

哪些儿童具有较高的肿瘤发生风险?

一般而言，免疫缺陷症、遗传代谢疾病、染色体异常如唐氏综合征或既往患过肿瘤的儿童有较高的肿瘤发生风险，应格外注意。

儿童肿瘤有哪些常用的辅助诊断方法?

一般肿瘤的辅助检查包括实验室检查、影像学检查和病理学检查。

1. 实验室检查

实验室检查的标本可来自于儿童的血液、尿液、骨髓、脑脊液、胸水和腹水等，其中最容易取得的标本为儿童的血液和尿液，而最常进行的实验室检查为血常规检查。在白血病患儿中，可发现白细胞、血红蛋白和血小板计数的异常。在神经母细胞瘤患儿中，可发现异常升高的 24 小时尿香草酸（HVA）和香草扁桃酸（VMA）。不同的肿瘤具有不同的特殊肿瘤标记物，如肝母细胞瘤患儿可伴有血清甲胎蛋白（AFP）升高，生殖细胞瘤患儿可伴有血清甲胎蛋白和人绒毛膜促性腺激素（β-HCG）升高。骨髓穿刺检查多用于白血病、再生障碍性贫血、易发生骨髓转移的恶性肿瘤和原因不明的持续性发热的诊断与鉴别，通过骨髓涂片可以判断细胞的分化情况及是否存在肿瘤细胞的浸润。脑脊液检查主要用于评估白血病、淋巴瘤患儿是否存在中枢神经系统的浸润，以及脑肿瘤患儿有无脑脊液播散（表 1-2）。

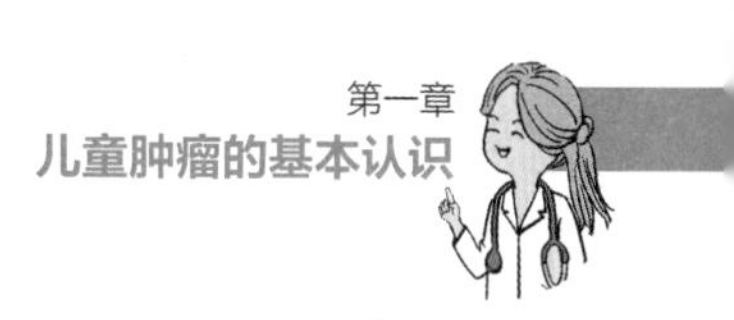

表1-2　儿童恶性肿瘤常用的肿瘤生化指标

儿童恶性肿瘤	常用的肿瘤生化指标
神经母细胞瘤	血神经烯醇化酶（NSE）、24小时尿香草酸（HVA）/香草扁桃酸（VMA）
肝母细胞瘤	血甲胎蛋白（AFP）
生殖细胞恶性肿瘤	血人绒毛膜促性腺激素（hCG）、血甲胎蛋白（AFP）
淋巴瘤、白血病	血乳酸脱氢酶（LDH）

2. 影像学检查

影像学检查包括超声检查、CT 检查、MRI 检查和放射性核素检查。超声检查通过人体对超声波的反射进行观察，因体内各组织器官对超声波的传播、反射和折射有不同的效果，从而产生不同的图像。B 超检查不具有创伤性，不会产生疼痛，同时亦不含辐射，多用于淋巴瘤或其他腹部肿瘤的早期诊断。在超声初步检查后，可进一步行 CT 或 MRI 检查评估肿瘤的部位、性质和大小，在检查过程中，可静脉注射显影剂以增加诊断的准确度，CT 或 MRI 检查都是无创性检查，不会产生疼痛，其中 CT 检查具有一定的辐射性而 MRI 检查不含辐射，但需患儿完全配合，检查过程中不能活动身体或哭闹，且扫描花费时间较长，故镇静条件要求较高。放射性核素检查主要包括骨扫描和全身 PET-CT①，前者主要评估骨骼有无肿瘤细胞浸润，后者整体评估机体是否受到肿瘤细胞的浸润。

★小知识★

影像学检查前后有哪些注意事项？

影像学检查可用于儿童实体肿瘤或淋巴瘤的诊断、分期和治疗效果的评估，在治疗过程中可能需要多次进行影像学检查。影像学检查需要注意的事项包括：

① PET-CT即正电子发射计算机断层显像，该检查采用18F-脱氧葡萄糖（18F-FDG）以评估全身是否受到肿瘤细胞浸润。

（1）患儿需要依照医嘱在指定的时间停止进食或饮水，一般在检查前4小时停止进食或饮水。如果检查在上午，建议家长让患儿尽早起床，在限制时间前进食早餐。如果需要服药，可适当给予少量温开水喂服。

（2）年龄较小的患儿，家长可在前一晚推迟睡觉时间，在检查当天尽早起床。检查前勿让患儿再睡觉，因为睡眠过于充分可能会影响镇静剂的效果。由于CT检查、MRI检查及放射性核素检查所需要的时间较长，为了不影响图像质量，检查前需给予充分的镇静。

（3）检查当天可以携带小毛毯，以便检查时保暖用（CT或MRI检查室的室内温度通常较低）。

（4）由于CT检查、MRI检查等可能需要使用造影剂，因此有药物过敏史的患儿需提前告知医生。

（5）检查当天患儿如果出现发热或其他不适，请家长及时咨询主管医生是否可继续接受检查。

（6）患儿或陪同检查的家长如有安装心脏起搏器，或做过脑部动脉瘤、心脏人工瓣膜、人工电子耳等手术，或眼眶内有金属异物，或体内有其他含铁磁性物质，严禁进入MRI检查室或接受MRI检查。同时，在检查当天，家长应注意避免给患儿佩戴金属饰品或穿着含有金属纽扣、拉链的衣物。

（7）在放射性核素检查中，注射至体内的药物具有一定的放射性，因此建议检查后适当多饮水。

3. 病理学检查

病理学检查是肿瘤诊断的金标准，通过活检或手术切除获得肿瘤组织标本后，病理科医生通过显微镜下组织的形态，免疫组织化学、荧光原位杂交等技术对肿瘤进行诊断，为肿瘤后续治疗提供依据，所有肿瘤患儿在治疗前需有明确的病理结果。

（王天有）

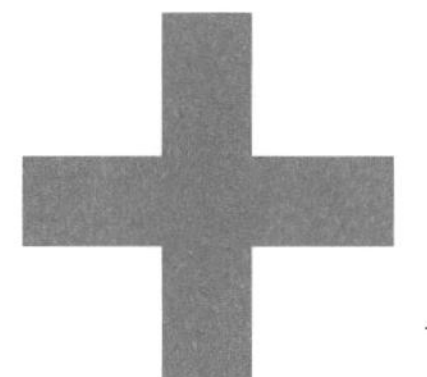

第二章

儿童肿瘤的治疗方式

儿童肿瘤的治疗需要多个学科通力协作，密切配合，其治疗方式主要包括化疗、放疗、手术、介入治疗和骨髓移植等。其中化疗是几乎所有恶性肿瘤治疗的基础，手术、放疗多见于实体肿瘤或淋巴瘤患儿,而介入治疗则多用于难治性肿瘤。高危白血病、淋巴瘤、先天性血液系统疾病等则需要骨髓移植治疗。

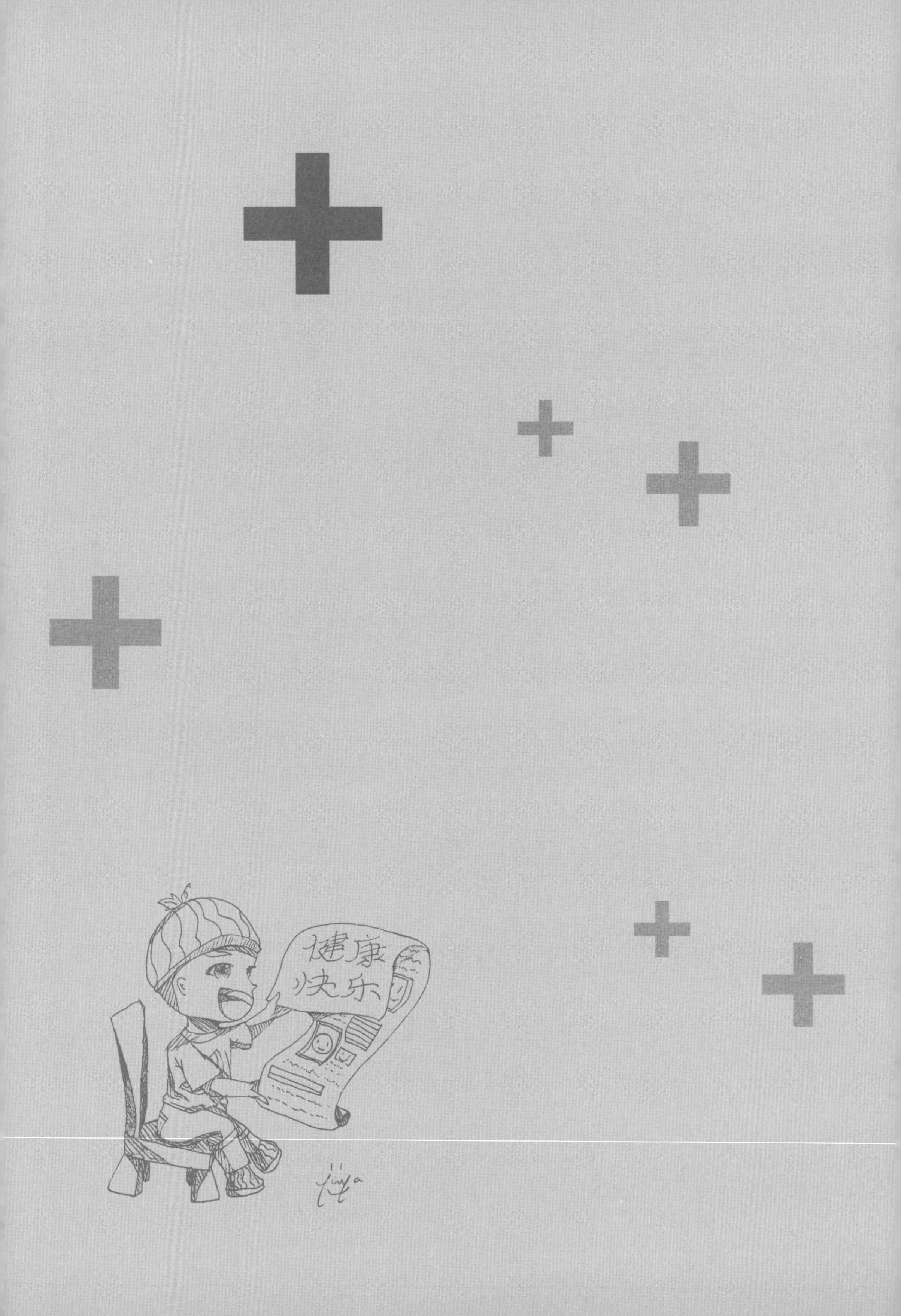
健康
快乐

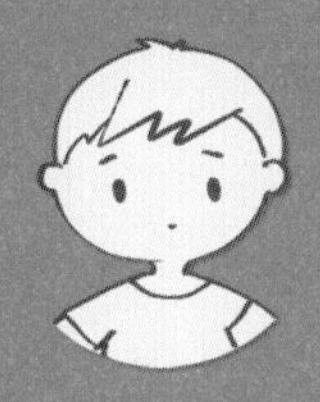

第一节　化学治疗——儿童肿瘤的基本治疗措施

> 化疗药物通过杀死肿瘤细胞或减缓肿瘤细胞的生长，从而达到治疗的目的。常见的化疗不良反应包括恶心、呕吐、脱发、骨髓抑制等。化疗的给药途径包括口服、静脉注射、肌内或皮下注射、鞘内注射、动脉内注射等。

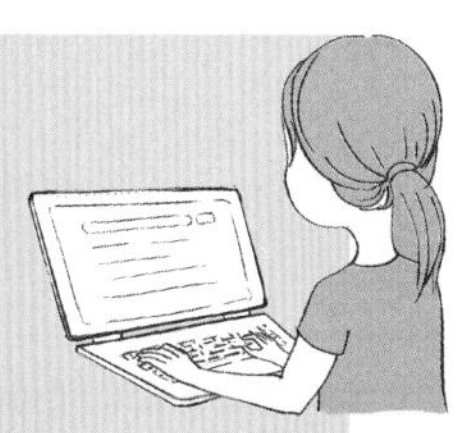

化学治疗（简称化疗）是治疗恶性肿瘤最常用的方法，即通过使用药物杀死肿瘤细胞。化疗根据治疗目的分为根治性化疗和姑息化疗。根治性化疗旨在杀死患儿体内所有的肿瘤细胞，实验室及影像学检查皆不能找到肿瘤细胞的存在。姑息化疗是指无法完全消除患儿体内的肿瘤细胞，仅可缓解因肿瘤所引起的临床症状，如肿瘤引起的消化道梗阻、疼痛等。化疗不仅仅可以治疗原发肿块，也可以抑制肿瘤细胞的复发或其他部位的转移。

化疗是如何杀死肿瘤细胞的?

化疗药物能杀死肿瘤细胞或减缓肿瘤细胞的生长，从而达到治疗的目的。根据化疗药物的来源和作用机制，化疗药物通常可分为烷化剂、抗代谢化疗药物、抗肿瘤抗生素、植物来源的抗肿瘤药物、激素和其他药物六大类（图 2–1）。

（1）烷化剂主要破坏 DNA 结构，使 DNA 分子断裂，阻碍 DNA 的复制，使肿瘤细胞因不能进行有丝分裂而死亡，该类药物包括环磷酰胺、异环磷酰胺、白

我是抗肿瘤抗生素
我是植物来源的抗肿瘤药物
我是抗代谢化疗药物
我是烷化剂类药物
我是激素
我是其他类抗肿瘤药物
肿瘤细胞

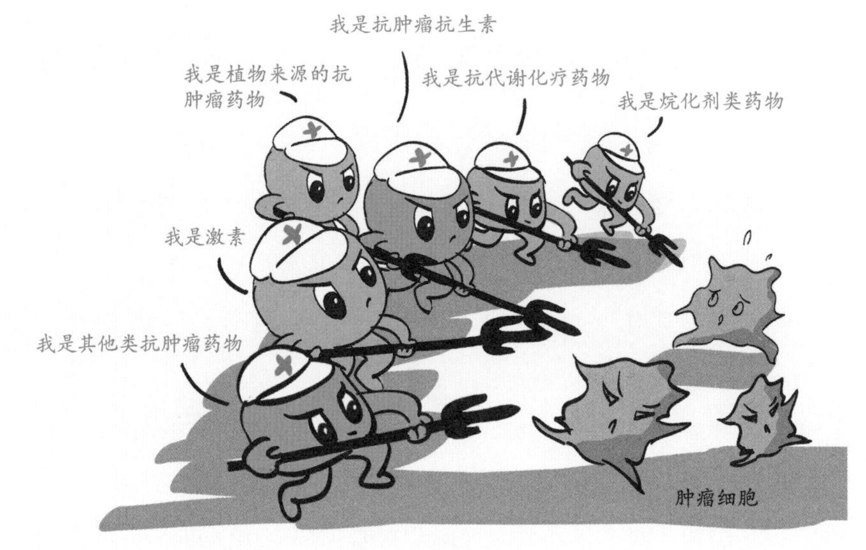

图2-1　化疗药物分类

消安、司莫司丁等。

（2）抗代谢化疗药物是一类干扰细胞代谢过程的药物，通过干扰核酸代谢，阻止细胞的分裂增殖而产生抗癌效应，该类药物包括甲氨蝶呤、氟尿嘧啶、阿糖胞苷、巯嘌呤等。

（3）抗肿瘤抗生素是指由微生物产生的具有抗肿瘤活性的化学物质，各种抗肿瘤抗生素的机制也不尽相同，该类药物包括放线菌素、博来霉素、柔红霉素等。

（4）植物来源的抗肿瘤药物主要来自于植物中，多数通过抑制细胞有丝分裂而发挥作用，由于选择性差，一般不单独使用，常作为联合化疗方案中的重要药物，该类药物包括长春新碱、三尖杉碱、紫杉醇等。

（5）激素亦可杀死肿瘤细胞或减缓肿瘤细胞生长，包括地塞米松、泼尼松等。

（6）其他类药物包括 L- 门冬酰胺酶、铂类药物（顺铂、卡铂等）及靶向

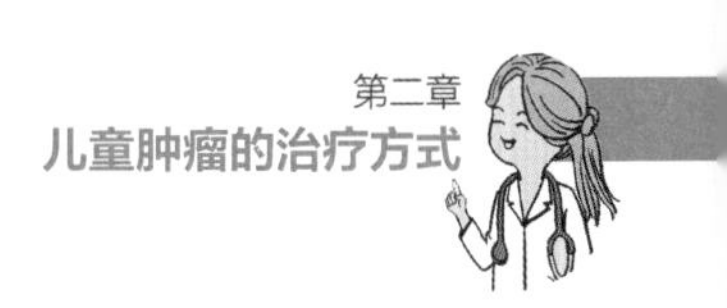

药物[①]。

哪些孩子需要化疗?

大多数确诊为恶性肿瘤的患儿，均需要接受化疗或联合其他治疗方法（如手术、放疗等）。所选择的化疗方案主要根据患儿的诊断、肿瘤分期及危险度而定，不同情况下接受不同的治疗方案。

化疗在综合治疗中起什么作用?

综合治疗包括化疗、手术、放疗、免疫治疗、造血干细胞移植等，实体肿瘤患儿通常需采用综合治疗。化疗在综合治疗中可分为新辅助化疗和辅助化疗。新辅助化疗是指患儿确诊后立即接受化疗，通过化疗促使肿块缩小，为后续手术或放疗创造条件。而辅助化疗则是在手术或放疗后继续接受化疗，因为通常在手术或放疗后，仍有部分肿瘤细胞具有活性，而辅助化疗有助于进一步杀死残存的肿瘤细胞。化疗不仅仅可以治疗原发肿块，亦可以抑制肿瘤的复发或其他部位的转移。

常见的化疗不良反应有哪些?

化疗不仅仅能杀死增长快速的肿瘤细胞，同时也能杀死增长较快的正常细胞。例如破坏口腔黏膜引起口腔溃疡、破坏毛囊导致脱发等。当化疗结束后，上述症状通常会好转或缓解。如上述症状未好转或出现新的症状，则需要及时到小儿血液/肿瘤科专科门诊就诊。常见的化疗不良反应包括恶心、呕吐、脱发、骨髓抑制等。

---

① 靶向药物是指被赋予了靶向能力的药物，可直接作用于肿瘤细胞，影响肿瘤的生长和播散，而对身体内的正常细胞影响较小，故其不良反应相对较小。例如白血病中使用针对CD20的利妥昔单抗（美罗华），神经母细胞瘤中使用针对GD-2的Dinutuximab（Unituxin）。

1. 恶心、呕吐

恶心和呕吐是最常见的化疗不良反应。由化疗所导致的恶心、呕吐可分为急性、延迟性、预期性（心因性）、爆发性及难治性 5 种类型。①急性呕吐多发生在患儿接受化疗药物后的数分钟至数小时内，5 ~ 6 小时达到高峰，但多在 24 小时内缓解。②延迟性呕吐常见于给药 24 小时后，可持续数天。③心因性呕吐是指患儿在接受化疗前即出现恶心呕吐，是一种条件反射，多见于大年龄儿童，主要由于精神、心理因素等引起。④爆发性呕吐是指即使给予了预防处理但仍出现的呕吐，并需要进行解救性治疗。⑤难治性呕吐是指以往的化疗周期中使用预防性和（或）解救性止吐治疗失败，而在接下来的化疗周期中仍然出现呕吐。导致呕吐发生的频率 > 90% 的化疗药物包括顺铂、环磷酰胺（剂量≥ 1 500 毫克 / 米^{2}时）、多柔比星（剂量 >60 毫克 / 米^{2}时）、达卡巴嗪等。当然化疗前患儿自身的状况亦能影响恶心呕吐的发生程度。因此，在接受化疗药物前，充分应用止吐药能够有效预防或缓解恶心呕吐，临床常用的止吐药物有格雷司琼、昂丹司琼。而针对具有强烈致吐作用的化疗药物，可联合使用多种止吐药或镇静药。良好的生活方式也能缓解恶心呕吐，例如患儿家长可准备些清淡易消化的食物、少食多餐、控制食量、不吃冰冷或过热的食物、避免使用金属餐具等；亦可根据自身情况，调整用餐时间（可在化疗前少量进食或在化疗前 2 ~ 3 小时不进食）。

2. 脱发

化疗导致的脱发不仅仅是头发的脱落，还包括眉毛、腋毛、体毛等其他部位的毛发脱落。脱发多在初始化疗后 2 ~ 3 周出现，大多数是暂时性的，在停止化疗后 2 ~ 3 个月后可恢复。因此，建议家长在化疗初期可将患儿头发剪短或剃掉，或可事先准备好假发或帽子备用。

3. 骨髓抑制

化疗药物都有不同程度的骨髓抑制，表现为血常规检查中的白细胞（粒细胞为主）、血小板及血红蛋白的降低，一般出现在化疗结束后的 7 ~ 10 天。由于白细胞半衰期最短（6 小时），最容易出现抑制，其次出现的是血小板下降（半衰期 5 ~ 7 天），最后为血红蛋白减少（红细胞半衰期 120 天）。因此建议化疗结束后 1 ~ 2 周内家长动态监测患儿的血常规指标，当出现白细胞（粒细胞）减少，可给予患儿集落细胞刺激因子治疗，并注意积极预防感染，若出现发热应及时就医。血小板减少可出现皮肤瘀点、瘀斑，鼻出血、牙龈或消化道出血，严重者可发生颅内出血。建议血小板减少的患儿在日常生活中，注意使用软毛牙刷，刷牙前用温水漱口，尽可能避免使用锐器（剪刀、刀具等），不建议使用栓剂药物或用肛表测量体温，避免患儿剧烈运动、哭闹、情绪激动，建议卧床休息直至血小板数量上升至安全范围。红细胞减少可导致贫血，表现为头晕、心跳加快、呼吸急促等，患儿需充分休息、避免剧烈活动。当出现严重贫血及血小板下降时，请及时就诊，必要时予以成分输血以纠正贫血及血小板减少。

★小知识★

化疗不良反应的强弱并不等同于治疗的疗效。部分家长错误地认为只有出现严重的化疗不良反应才意味着此次化疗非常有效，反之如果没有任何化疗不良反应说明此次化疗没有任何作用。实际上，化疗不良反应产生的直接原因并不是化疗药物正在杀死肿瘤细胞，而是药物在杀死肿瘤细胞的同时也杀死了部分正常细胞。

化疗需要多少费用？

化疗期间的费用因人而异，差别较大，主要决定于以下几个因素：最主要的因素是患儿所选择的化疗方案，方案的选择由患儿疾病的诊断、分期和危险度决定；其次是化疗并发症及其严重程度（包括感染的严重程度、是否需要输血及是否存在其他并发症）；最后是患儿是否购买了社会保险或商业保险等因素。

化疗药物有哪些给药途径？

1. 口服

口服的化疗药物以片剂、胶囊或液体为主，该种剂型方便患儿吞服，可以在家中服用，如泼尼松、地塞米松、巯嘌呤、甲氨蝶呤片等。

2. 静脉注射

将化疗药物溶解后，经过静脉注入体内，是大多数化疗药物最常采用的治疗方式。为避免因反复静脉注射化疗药物引发的疼痛、静脉炎等并发症，现提倡通过置入经外周穿刺中心静脉导管（PICC）或化疗泵替代每次静脉穿刺。

3. 肌内或皮下注射

指化疗药物通过肌内注射或皮下注射，如在急性淋巴细胞白血病治疗方案中常将 L- 门冬酰胺酶注射于上臂三角肌或臀大肌等部位，小剂量阿糖胞苷于皮下注射等。

4. 鞘内注射

在急性淋巴细胞白血病、非霍奇金淋巴瘤等患儿治疗过程中，为预防或治疗中枢神经系统肿瘤细胞浸润，可将化疗药物直接注射至脑脊液中，常用的药物包括阿糖胞苷、甲氨蝶呤和地塞米松等。

5. 动脉内注射（介入治疗）

针对常规治疗欠佳的实体肿瘤患儿，可将化疗药物直接注入肿瘤供血动脉中，局部给药，从而降低化疗药物的全身毒副作用。

6. 腹腔内注射

即将化疗药物直接注射至腹腔内，多用于成人腹腔内肿瘤的治疗，儿童中较少使用。

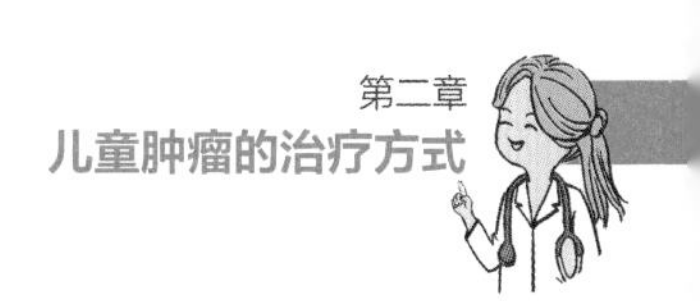

化疗药物选择的标准是什么？

化疗药物的种类繁多，每次治疗的天数及总疗程也不同，主要由以下几个方面共同决定：首先是患儿肿瘤的类别、分期和危险度；其次是机体对化疗药物的耐受情况及是否伴有其他疾病，如心脏疾病或其他基础疾病，既往是否接受过化疗；最后是对化疗药物的敏感性。

化疗方案按疗程划分，每个疗程中不接受化疗的时间称为休疗期。例如，患儿整个治疗方案需要 6 个疗程，每个疗程之间间隔 4 周，其中第 1 周患儿在医院或门诊接受化疗药物治疗，第 2 ~ 4 周不接受任何化疗药物，该阶段就称为休疗期。在休疗期，患儿机体的自身调节能力会逐渐恢复，同时亦为下一次化疗做好准备。在休疗期开始阶段通常会出现骨髓抑制，因此需要密切观察患儿血常规指标的变化情况，保持良好饮食习惯，避免感染。

如果在休疗期出现严重的骨髓抑制或并发严重的感染，主管医生则会据此在下一疗程时调整化疗剂量。家长可以随时向患儿的主管医生或护士询问该做些什么以及下一疗程的化疗时间。

如何评估化疗效果？

儿童恶性肿瘤治疗的疗效评估包括临床症状是否缓解、影像学检查和实验室检查指标是否恢复正常，可分为完全缓解、部分缓解、疾病稳定、疾病进展。完全缓解（CR）是指临床症状原发灶和转移灶均消失，肿瘤标记物恢复到正常水平。部分缓解（PR）是指所有原发灶体积减小超过 50%，肿瘤标记物恢复到正常范围。疾病稳定（SD）是指没有新发病灶，原发灶体积减小小于 50%，肿瘤标记物无升高。疾病进展（PD）是指出现新发病灶，原发灶体积增大超过 25%，肿瘤标记物升高。

在肿瘤治疗过程中不同肿瘤类型有不同的评估时间点，评估的方法包括体格检查、肿瘤标记物和影像学检查。例如神经母细胞瘤患儿通常在每个疗程都会检测血神经烯醇化酶（NSE）水平、24 小时尿 VMA/HVA 或腹部 B 超，每两个疗程需行腹部 MRI 或 CT 检查以评估疾病的缓解情况。

（袁晓军　汤梦婕）

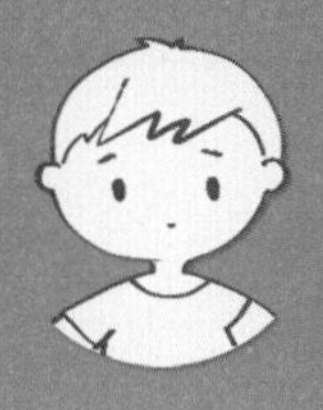

第二节 放射治疗——杀灭肿瘤的“神兵利器”

放疗的基本原理是用加速器产生高能的X线（或电子线）进行中心聚焦照射杀灭肿瘤细胞，可分为外照射和短程治疗。X线和电子线治疗技术仍然是目前肿瘤放射治疗的主要技术。

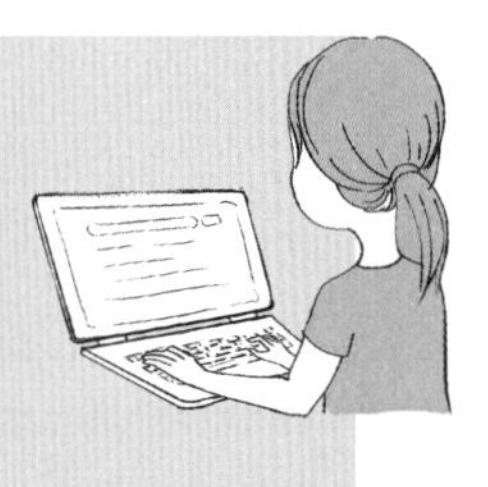

据WHO统计，目前由放射治疗治愈的患儿约占总体患儿的18%。多数患有肿瘤的儿童需要进行手术治疗、化疗和放疗等综合治疗，40% ~ 50%的肿瘤患儿需要接受放射治疗。

什么是放射治疗?

1.北方称其为“照光”，南方有些地方称之为“烤电”。

2.我国传统医学一直有五行相克、以毒攻毒的说法，放疗就是最好的例子。

3.其实放疗就是利用高能辐射来杀死肿瘤细胞的一种方式。

4.放射治疗作为一种局部治疗手段，可以通过提高照射剂量来提高局部肿瘤控制率，进而提高肿瘤患儿的5年生存率。

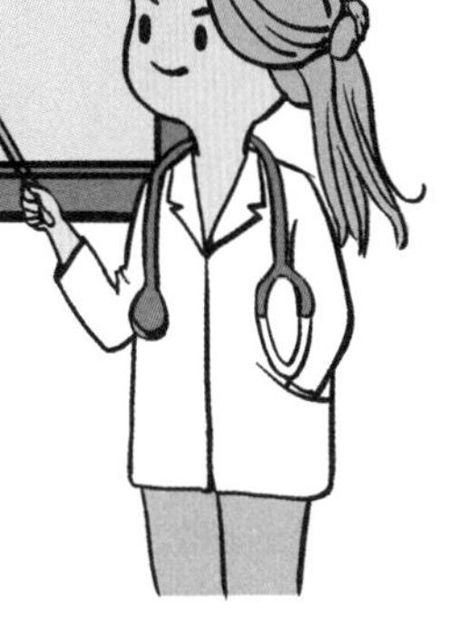

为什么说放射治疗是把双刃剑？

近年来，由于核电站事故的发生，大家甚至有了谈“辐”色变的心理，其实抛开剂量来谈辐射的危害，就是不折不扣的“井底之蛙”。放疗的疗效（或毒性）和放疗剂量相关，只要剂量足够高就可以杀死肿瘤细胞（或正常细胞）。而剂量就像我们吃饭一样，一顿可以吃 2 碗的量，如果只给你 1 碗，你吃不饱；如果给你 4 碗，你不消化。

放射治疗同时也是一把双刃剑：一方面，放疗可以消灭肿瘤细胞；另一方面，射线也会伤害到正常组织，因为射线在到达肿瘤之前会穿过其他正常组织。

由于肿瘤周围正常组织的限制，肿瘤剂量无法有效提高。正常器官和组织如脑、脑干、腮腺、颞颌关节、脊髓、气管、肾脏、膀胱和直肠等的超量照射会引起早期和（或）晚期的毒副作用，产生一定的近期和（或）远期并发症和后遗症。这不但严重影响患儿生存质量，也使患儿在后期不得不付出高昂的医疗费用治疗这些并发症。有时为了使肿瘤周围正常器官和组织的受照射量不超过其所允许的耐受剂量，不得不降低肿瘤照射剂量，致使肿瘤局部控制率降低。

由于大多种类的儿童肿瘤对放疗的敏感性高，一些肿瘤患儿的 5 年生存率超过了 50%，有些甚至达到了 90% 以上。随着患儿生存时间的延长，放射治疗带来的晚期损伤和生活质量问题日益引起人们的关注，这也一定程度上妨碍了放射治疗在儿童肿瘤治疗中的应用。

什么是光子（X线）放疗？

当今世界多数肿瘤治疗中心所使用的外照射放疗装置是兆伏级高能光子（X 线）和电子（图 2–2）。使用 X 线和高能电子线治疗肿瘤的技术，统称为传统放射治疗。基本原理都是用加速器产生高能的 X 线 （或电子线）进行中心聚焦照射杀灭肿瘤细胞。

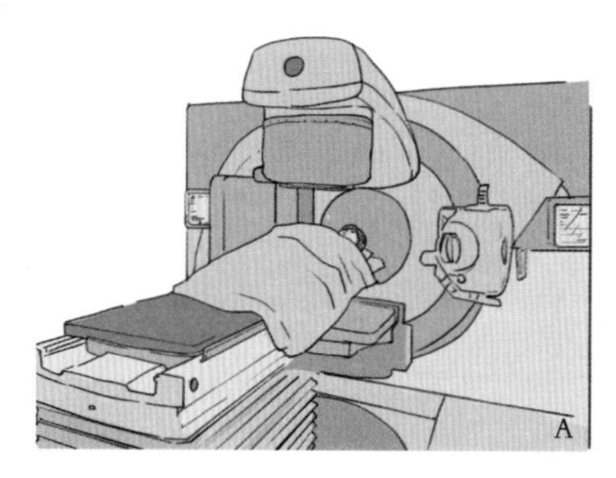

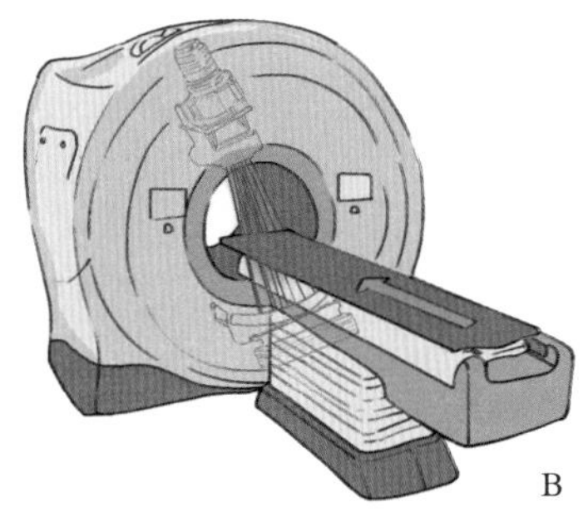

图2-2 两种常见的X线外照射放疗装置
A：直线加速器；B：螺旋断层放射治疗机（TOMO）

为什么要进行中心聚焦照射？

（1）若把高能的 X 线比作光线，人体比作是水。在河里游过泳的人都知道，越往下潜越暗，这是因为光线在穿透水的时候能量在不断衰减。同理，高能 X 线在穿透人体时能量也在不断衰减。

（2）为了使体内的肿瘤靶区（即照射野）获得足够高的能量，我们需要从多个角度（通常是越多越好）进行照射，以防止任何一个射线通路上的正常组织受到过高的剂量照射而发生急性或慢性的损伤（正常组织修复能力强，只要不受致命伤，很快可以修复）。

（3）如果肿瘤是圆球形的，使用中心聚焦就足够了，但通常肿瘤是不规则的，因此要采用剂量调制措施使得杀灭肿瘤的高能 X 线在三维空间的剂量分布和肿瘤一致，以更有效地杀灭肿瘤。

什么是质子治疗？

放疗使用的高能辐射，除了传统的 X 线和电子线治疗，还可用电子以外的粒子做放射治疗，包括不带电粒子（中子）和带电粒子；带电粒子以氖离子为界分为轻离子（如质子、氦离子、碳离子、氖离子）和重离子（如硅离子和氩离子等）（图 2–3）。

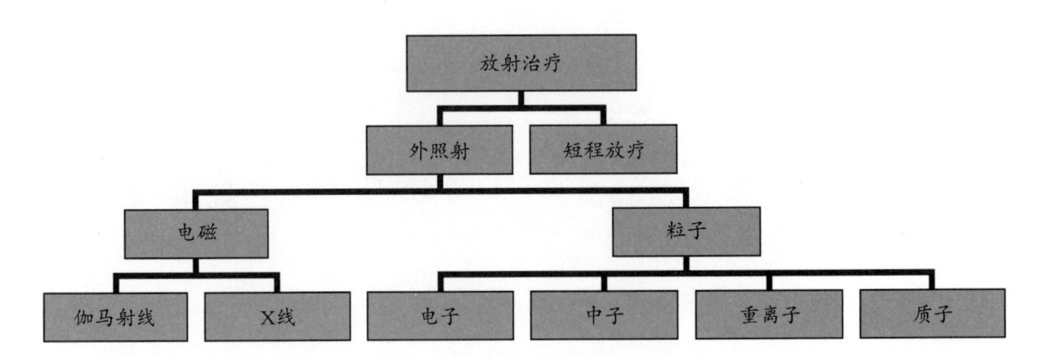

图2–3 放射治疗射线分类

质子治疗是放射治疗大家庭的一员。质子治疗采用可控制的质子束来杀死肿瘤细胞，同时对正常组织的损伤降至最低。它的作用机制如下。

（1）质子，就是氢原子剥去电子后带有正电荷的粒子。质子放疗是一种利用高能量对带有正电荷的质子进行加速，成为穿透力非常强的电离放射线。质子以极高的速度进入人体，通过特殊设备进行引导，最终到达靶向肿瘤部位，从而对肿瘤细胞造成破坏和杀伤。

（2）由于其速度快，在体内与正常组织或细胞发生作用的机会极低，当到达肿瘤的特定部位时，速度突然降低并停止，释放最大能量，产生布拉格峰（Bragg 峰）[①]，既能将肿瘤细胞杀死，又不对周围组织和器官产生损伤。

质子射束优越的物理学特性和独特卓越的剂量分布，可使患儿从高度的靶区适形中获益。质子治疗使临床医生能更准确地控制剂量直接射入肿瘤，减少对周围组织的伤害，从而降低不良反应发生概率。

① Bragg峰即布拉格峰，是指荷能带电粒子在穿越物质损失能量的过程中，能量损失率会在其射程末端形成一个峰。

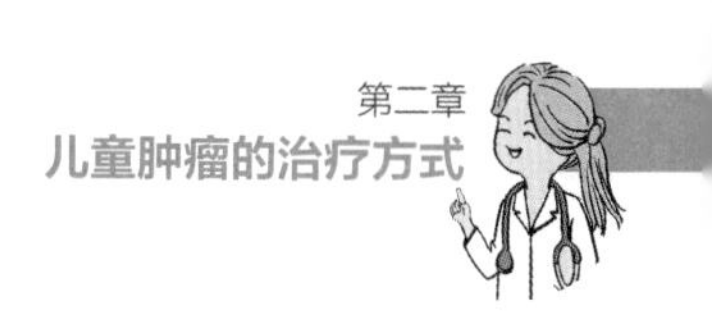

质子治疗与光子治疗相比有哪些优点?

1. 质子射束优越的物理特性

（1）质子射束与 X 线和电子线相比，有优越的物理剂量分布，使肿瘤后方剂量很低。

（2）质子射束旁散射少，半影区窄，可以降低肿瘤周围受照正常组织体积，降低正常组织早、晚期放射损伤。

有时使用单个射束就可以很好地治疗肿瘤，通常，单照射野照射常常适用于小肿瘤，位置浅并且肿瘤后没有危及器官相邻。多野照射技术比较常用，因为单野照射不能总是有效地避开危及器官，特别是使用固定束技术时；而且使用多野技术可以减少由于摆位误差造成的肿瘤后方危及器官超剂量照射的可能性；多野照射也可以降低肿瘤周围正常组织和皮肤受照射剂量。

与 X 线和电子线治疗技术相比，质子布拉格峰后正常组织的吸收剂量大大降低，可减少肿瘤周围正常组织约 50% 受照剂量，因此就可以不造成或降低正常组织不良反应发生的概率。此外，X 线和电子线调强的概念也同样可以应用到质子放射治疗中，通过调节质子束能量和强度技术可以使高照射剂量区与肿瘤形状适形更好，从而进一步降低周围正常组织受照剂量。

目前的 X 线治疗方法将对内耳听觉部分的左右耳蜗造成过多的放射剂量。而质子治疗由于肿瘤所需的总放射量较少，可能会挽救一个耳蜗。

2. 质子治疗的“一矢中的”

质子治疗并不是简单的一个射线发射、传递、照射过程，其中有着非常复杂的放射量演算、定位、适形器和体外调节器的制作等细节。质子放射治疗除了常规的设备外，每位患儿都有自己的一套模具，即适形器和补偿器。由于肿瘤是一个立体的结构，所以需要从不同的角度进行立体的照射，这时就需要适形器和补偿器，将质子束照射的形状和角度与肿瘤相匹配。按照从不同角度照射的原理，大部分患儿有若干套专门定制的适形器。“一矢中的”是质子治疗的最大优势所在。

质子治疗如何应用于临床？

1. 质子治疗和手术、化疗的联合应用

（1）质子布拉格峰后正常组织的吸收剂量大大降低了，因此可以更好地配合使用化疗：质子治疗可以减少活动骨髓的吸收剂量，从而降低中性粒细胞减少症的发生率，因此可以联合使用强效化疗方案；质子治疗左侧乳腺癌，可以降低严重心肌病变的发生，尤其是联合或序贯使用多柔比星化疗方案时。

（2）对于较大体积肿瘤，手术和放射治疗的配合问题：放疗前选择性地手术治疗，可以减轻肿瘤负荷，同时加大肿瘤组织和危及器官之间的间隙；体积较大的肿瘤可能是质子治疗的一个很好的适应证，因为传统射线很难给予肿瘤相对较高的剂量。

2. 质子治疗实施的技术难点

在 X 线和电子线治疗技术中遇到的问题，比如靶区确定、靶区运动、摆位精度和误差、计算精度等，在质子治疗中也同样存在。

3. 质子治疗技术的临床应用

（1）需要结合功能性成像技术，如 PET–CT 技术，提高肿瘤靶区的确定精度。

（2）需要使用呼吸门控技术，降低肺脏、肝脏等活动器官的运动幅度，提高肝脏和肺部肿瘤的治疗精度和有效率。

（3）需要实现扫描束治疗和质子束调强治疗技术。

哪些类型的儿童肿瘤可以受益？

当肿瘤直接与重要器官或结构如脊髓、视神经、心脏等相邻时，质子治疗能在有效破坏肿瘤的同时保护这些重要器官的结构和功能。所以，质子治疗在肿瘤与危及器官靠得很近的时候更有优势：如治疗颅底脊索瘤、软骨肉瘤、脑膜瘤、垂体瘤、听神经鞘瘤、鼻旁窦癌、头颈部腺癌、脉络膜黑色素瘤靠近视神经或黄斑等；同时，质子治疗适用于病变范围较局限，病变及周围组织活动度较小及范围清晰的病变；对于肿瘤复发或不能耐受 X 线治疗的患儿，也适用于质子治疗。

一些肿瘤患儿和二程放射治疗患儿[①]可能是质子治疗受益比较大的群体。大多数的儿童肿瘤对放疗的敏感性比较强，若能够给到足够高的剂量，对肿瘤控制非常有效，但射线的不良反应会影响儿童智力和器官的发育，如生长减缓、性腺发育障碍、智力障碍、神经认知缺陷以及可能引发二次肿瘤。传统放疗的 X 线束是有效的，而且也能达到非常好的治愈效果。质子治疗针对儿童肿瘤的优势相对于传统放疗和手术，患儿的预后反应会相对较好，但需考虑质子放射的效价比问题。此外，儿童肿瘤质子治疗的效果仍需要长期随访观察。

原则上质子治疗属于高级放射治疗技术，适用于放射线治疗的患儿大多可以使用质子治疗。目前限制使用质子治疗儿童肿瘤的主要因素是设备数量少，而且治疗费用较高，所以临床应用和经验非常有限。目前，X 线和电子线治疗技术仍然是目前肿瘤放射治疗的主要技术。

随着放疗在肿瘤综合治疗中的比重越来越高，且“以毒攻毒”的放疗设备具有“不开刀、不流血、不麻醉”的特点，在美国、欧洲等发达国家 70% 的新发肿瘤患儿都会使用放疗手段。随着最新放疗设备的逐渐使用，将会有更多的肿瘤患儿受惠于最先进科技带来的福音。

（蒋马伟）

---

① 二程放射治疗患儿是指既往曾接受放射治疗，但在后期随访过程中出现肿瘤复发，再次接受放射治疗的患儿。

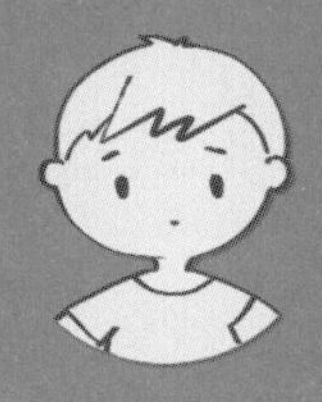

第三节　外科手术——实体瘤治疗的重要手段

外科手术是实体瘤治疗中重要的组成部分，在条件允许的情况下，外科手术的作用是完整切除肿瘤从而去除或减轻肿瘤带来的物理压迫症状，达到治疗的目的。而在条件不允许的情况下，手术则可对肿瘤进行活检，明确诊断，为化疗、放疗等治疗手段的介入创造条件。

什么是外科手术?

外科学是医学科学的一个重要组成部分，外科是用手术方法去解除患儿的病因，从而使患儿得到治疗。外科更重视手术的适应证、术前的评估与照顾、手术的技巧与方法、术后的照顾、手术的并发症与预后等与外科手术相关的问题。

外科手术已有数千年的历史，但直到20世纪初，随着消毒、麻醉、止血、输血等技术的产生和进步，先后解决了手术疼痛、伤口感染和止血、输血等问题，现代外科才得以逐渐深化及完善。

外科经常处理的问题包含了创伤、各种胸腹部急症、先天性和后天性畸形、恶性肿瘤、器官移植等，在临床应用上和麻醉学、护理学、病理学、放射学、肿瘤学等其他医学专科工作关系极其密切。

儿童肿瘤的治疗是一项系统工程，需要多个学科通力协作，密切配合，外科手术是其中不可或缺的一部分。

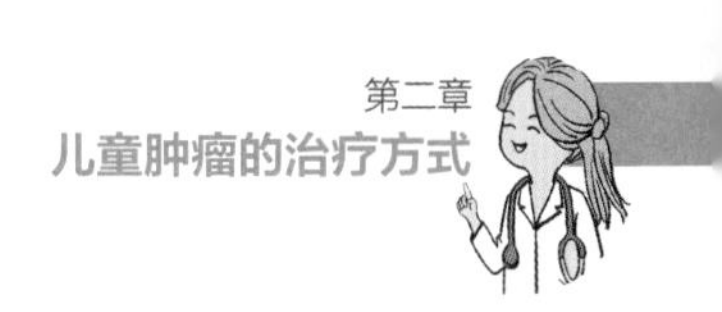

在儿童肿瘤治疗中外科手术有什么作用？

（1）在条件允许的情况下完整切除肿瘤，去除或减轻肿瘤带来的物理压迫症状（如呼吸困难，排便、排尿困难），去除或降低肿瘤分泌活性激素造成的全身症状（如高血压），切除标本的病理诊断还可决定进一步的治疗方案。对于良性肿瘤，外科手术是治疗的结束。对于恶性肿瘤，外科手术是治疗的开始。

（2）在条件不允许的情况下，对肿瘤进行活检，明确诊断，为化疗、放疗等治疗手段的介入创造条件。随着医疗科技的进步，外科手术所获得的标本，还可用于基因诊断，肿瘤分型，风险评估，协助诊断和制订医疗方案。

（3）肿瘤巨大，一次切不干净可做局部切除，即减体手术。术后可再次手术或进行化疗等。

为什么有些肿瘤确诊后不能立即手术切除？

这是因为手术的目的是在尽可能地保存正常的组织结构和器官功能的前提下切除肿瘤。即首先要保存自己，然后才是消灭肿瘤。毕竟治疗的目的是希望孩子能够健康的生活，而儿童肿瘤发病隐匿，就医时多数已经非常巨大，与周围血管、神经、器官组织粘连紧密，就像涂过强力胶水一样，医生无法在保全正常结构的前提下切除肿瘤。强行手术的结果只会造成周围血管、器官受损，肿瘤破裂播散，甚至危及生命；而且手术麻醉时间过长，创伤也会增大，术后恢复缓慢，也会耽误后续治疗的时机。这时候就需要化疗、放疗等手段的介入为手术创造机会了。因此，手术是儿童肿瘤治疗中不可或缺的重要组成部分，但也不是万能的。

（吕　凡）

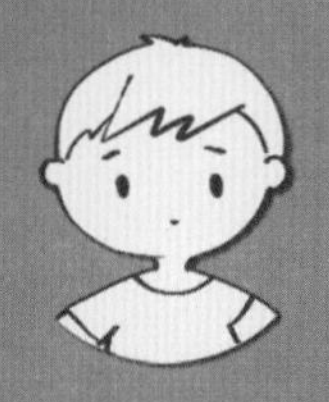

第四节　介入治疗——一种微创的治疗技术

适用于介入治疗的儿童实体肿瘤种类很多，一般来说只要是存在明显供血动脉的肿瘤均可应用介入治疗技术进行治疗，介入治疗尤其在一些难治性肿瘤的治疗中发挥着重要作用。

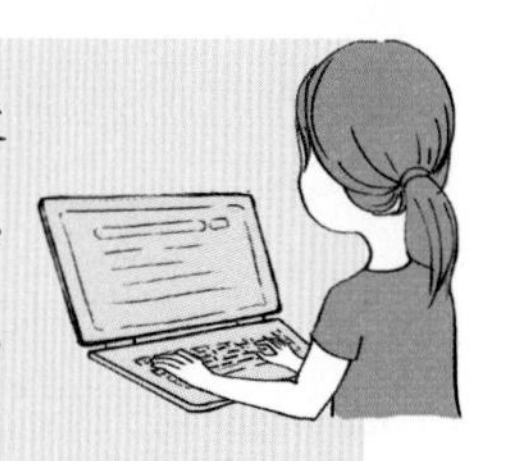

肿瘤介入治疗指的是在数字减影血管造影（DSA）、CT 以及超声等医学影像设备的引导或者监视下，利用穿刺技术进入肿瘤或其供血动脉内进行微创治疗。经过多年发展，目前儿童肿瘤介入治疗技术逐步成熟，在儿童肿瘤尤其是一些难治性肿瘤的治疗中发挥着重要作用。

儿童肿瘤常用的介入治疗技术有哪些？

1. 灌注化疗

利用穿刺技术，在 DSA 监视下引导导管进入肿瘤临近区域，应用数字减影血管造影技术筛选出肿瘤主要的供应血管并在目标区域给药，实现区域性动脉化疗。

2. 栓塞化疗

实现过程和灌注化疗类似，但是要求筛选血管更精确，血管为肿瘤的独立供应血管。给予的治疗材料除了常规的化疗药物外，还有栓塞剂（如碘化油等）和化疗药物的混合物，通过导管注入肿瘤内部。

3. 栓塞治疗

与上述栓塞化疗不同的是，栓塞治疗利用影像设备引导导管进入目标血管的

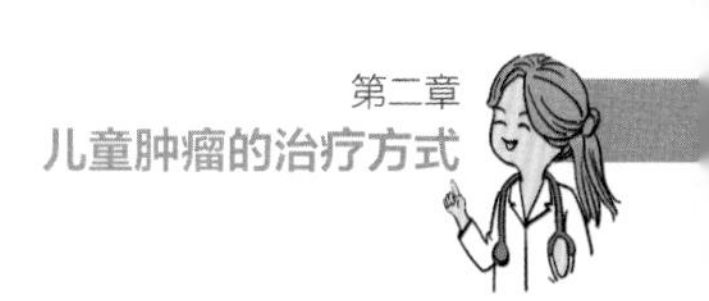

目标位置，释放栓塞材料，阻断目标区域供血。常用的治疗材料包括 Micro-Coil（弹簧圈）、聚乙烯醇（PVA）颗粒以及吸收性明胶海绵微粒等。

哪些肿瘤可以进行介入治疗？

适用于介入治疗的儿童实体肿瘤种类很多，一般说来只要是存在明显供血动脉的肿瘤均可应用介入治疗技术进行治疗。各项介入治疗技术略有差别，具体方案需要根据肿瘤的实际情况合理选择。

1. 灌注化疗

适用范围较广，儿童常见的恶性实体肿瘤如肾母细胞瘤、肝母细胞瘤、视网膜母细胞瘤，以及各型软组织肉瘤等均可应用灌注化疗技术。

2. 栓塞化疗

和灌注化疗的主要区别是在药物中混入了栓塞剂，故动脉选择性要求高，如果血管分支除了供应肿瘤之外还参与其他重要脏器供血，则有可能引起相应器官或者组织的缺血或者坏死，并有可能导致严重并发症。通常情况下肝肿瘤、肾肿瘤等供血相对清晰，肿瘤供应血管相对独立，应用栓塞化疗技术比较安全；部分软组织肉瘤可以通过 DSA 精确发现其独立的供血动脉，也可以安全实施栓塞化疗。

3. 栓塞治疗

有些肿瘤可能需要栓塞治疗技术处理。如肝肿瘤、肾肿瘤破裂出血等情况，可以应用栓塞治疗技术阻断其主要供血动脉的血供，在紧急情况下挽救患儿生命；又如肝肿瘤伴发肝动脉门静脉瘘引发消化道大出血，也可以通过阻断瘘口血供，降低门静脉系统压力达到止血目的；再如弥漫型婴儿型肝脏血管瘤在药物治疗疗效不佳的情况下，可以通过阻断肝动脉供血以缓解心功能衰竭和腹腔间隔综合征等致命并发症。

介入治疗的优点有哪些？

1. 微创

介入治疗多以穿刺技术为基础，利用影像设备引导导管进行治疗操作，相对于传统手术治疗有明显的微创优势。如在前述的栓塞治疗技术应用的几种情况中介入治疗的微创优势就非常明显；又如近年介入治疗技术的发展使得视网膜母细胞瘤患儿保留眼球的成功率明显提高（图 2-4）。

2. 显著提高肿瘤区域的药物浓度

介入治疗实现对肿瘤精确打击，将导管置于肿瘤主要供血动脉，局部精确给药，肿瘤内部血药浓度可以达到静脉化疗的 20 倍以上，提高药物在肿瘤部位的浓度可以大大增加肿瘤对化疗药物的敏感性。因此，我们可以利用介入治疗技术在实现降低化疗药物用量、减轻化疗药物不良反应的同时获得对肿瘤更强的杀伤效果。

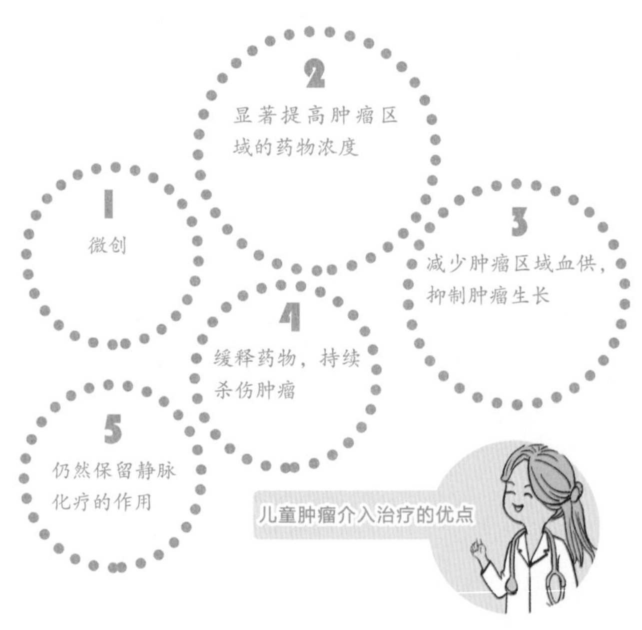

图2-4　儿童肿瘤介入治疗的优点

3. 减少肿瘤区域血供，抑制肿瘤生长

栓塞化疗中栓塞剂阻断或减少肿瘤内部的血供，对肿瘤的生长有抑制作用。减少肿瘤血供对手术时减少出血也有帮助，提高了手术的安全性。

4. 缓释药物，持续杀伤肿瘤

栓塞化疗时化疗药物与栓塞剂的混合微粒可以在瘤体内停留，缓慢释放，有持续杀伤肿瘤细胞的作用。

5. 仍然保留静脉化疗的作用

动脉灌注的化疗药物经过瘤体后仍然进入血液循环，仍然能够发挥与静脉化疗类似的治疗效果。相对于静脉化疗，基于介入技术的动脉化疗有很多优势，所以部分对传统静脉化疗不敏感的肿瘤应用介入化疗技术仍可以获得良好的效果。

介入治疗的主要并发症有哪些?

1. 穿刺并发症

动脉穿刺是实施儿童实体肿瘤介入治疗的基础，动脉穿刺有一定的并发症发生率。如穿刺失败，尤其是对于小年龄患儿、低体重儿等，动脉纤细穿刺困难，穿刺失败可能性较大；还有动脉损伤、狭窄等，尤其是在经过多次穿刺的患儿中更易发生。

2. 射线伤害

DSA 是介入治疗最常用的引导设备，治疗过程中有一定的射线暴露，尽管这个剂量对多数孩子是安全的，但仍然应该注意在治疗过程中对非必须暴露部位的射线防护。

3. 周围脏器损害或肺栓塞

尤其是在栓塞化疗中，如果血管选择不精确，或者远端存在动静脉瘘而未及时发现，栓塞剂进入邻近脏器或者进入肺组织，可能引起相应部位的损伤和并发症。不过目前儿童介入治疗实施中发生严重肺栓塞等严重并发症的情况鲜有报道。

4. 化疗药物引起的骨髓抑制、肝肾功能损害等

如前述，动脉灌注的化疗药物仍然会进入血液循环，所以静脉化疗可能引起的骨髓抑制以及肝肾功能损害等在介入治疗时仍有可能发生。

如何提高介入治疗的成功率？

熟知肿瘤介入治疗可能的并发症，并在围术期及治疗操作过程中认真防范，可将并发症发生率降到最低。

1. 提高穿刺成功率

对于预计穿刺比较困难的患儿应该由经验丰富的穿刺组完成，超声引导或定位血管有助于提高穿刺的成功率，并减少血管损伤的发生。

2. 精确置管

介入治疗的优势之一是实现对肿瘤的精确打击，如果置管位置不够准确可能会在给药后发生一些并发症，所以要认真研究血管影像，实现精确置管。动态3D–DSA成像系统可以提供360°的立体影像，对实现精确置管有很大的帮助（图2–5）。

3. 合理选择治疗策略

各种介入治疗技术有各自的适应证，根据实际情况合理选择治疗策略极为关键，如在动静脉瘘存在的前提下必须完成动静脉瘘的封堵之后才能实施栓塞化疗，否则可能引发严重并发症。

4. 做好围术期管理

重视围术期各种并发症的管理，如化疗相关并发症的监测和处理等。

介入治疗是我们对抗儿童肿瘤的一项重要技术，在一些难治性或者进展快速的儿童恶性肿瘤的治疗中发挥着重要的作用。了解其优点及并发症，严格把握应

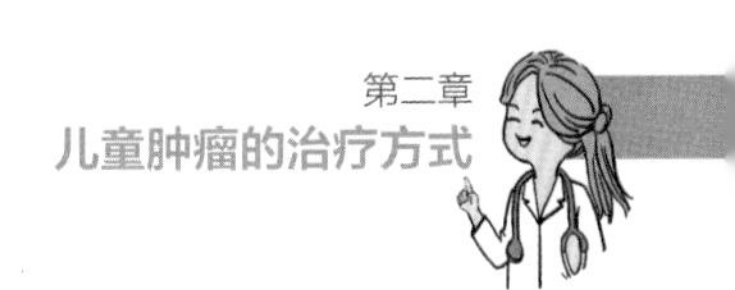

用指征，合理选择治疗策略，认真执行操作要点，可以让这项技术更好地服务于肿瘤患儿。

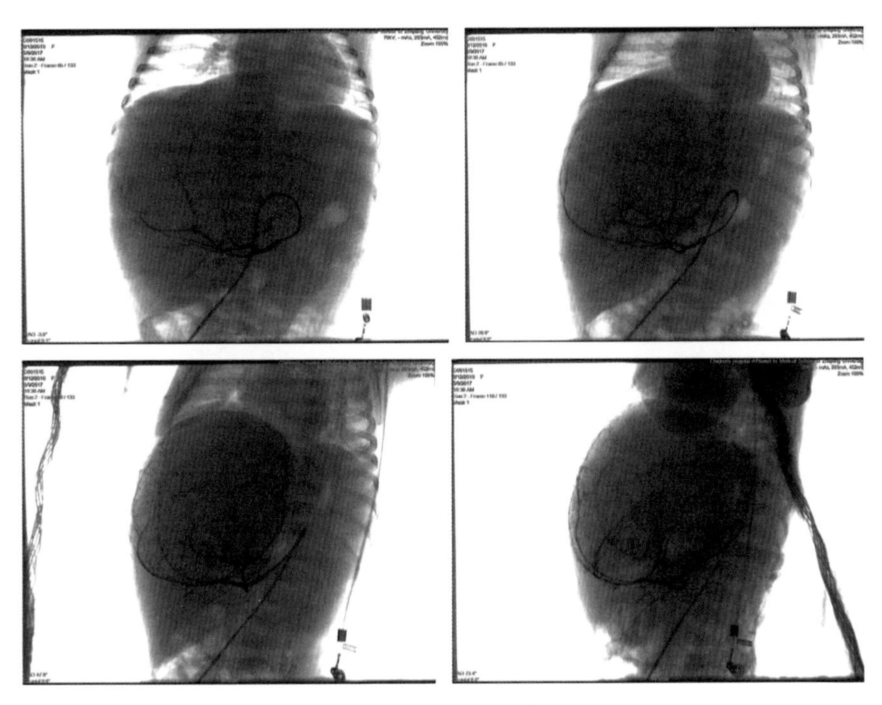

图2-5　动态3D-DSA

（王金湖）

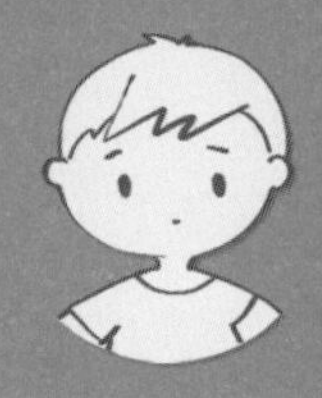

第五节　骨髓移植——造血与免疫功能重建的“加油站”

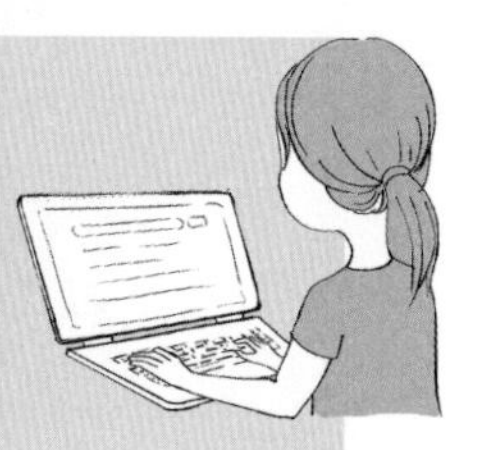

造血干细胞移植泛指通过大剂量的化疗或放疗“摧毁”患儿异常的造血和免疫功能，然后将各种来源的正常造血干细胞通过静脉输注至受者体内，以替代原有的病理性造血干细胞，重建正常造血和免疫功能的一种治疗方法。

1957 年托马斯(Thomas)等最先采用骨髓中的干细胞进行移植治疗血液疾病，至 1977 年托马斯报道 100 例晚期白血病患者经白细胞分化抗原（HLA）相合同胞的骨髓移植后，13 例奇迹般长期生存，开创临床治疗恶性血液病的新纪元。

因为最早是用骨髓中的干细胞进行移植，所以大家习惯上说骨髓移植，但实质上应该称为造血干细胞移植（HSCT）。造血干细胞移植泛指通过大剂量的化疗或放疗“摧毁”患儿异常的造血和免疫功能，然后将各种来源的正常造血干细胞通过静脉输注至受者体内，以替代原有的病理性造血干细胞，重建正常造血和免疫功能的一种治疗方法。

几十年来，造血干细胞移植技术得到了长足的发展，临床疗效不断提高，移植的应用领域不断扩展，目前已广泛应用于一些难治性血液病、原发免疫缺陷病、遗传代谢病和某些实体瘤治疗。

据统计，随着我国儿科开展造血干细胞移植的单位逐步扩展，移植病例逐年增多，从 1998—2012 年，共有 1 052 例患儿在我国 13 个儿科单位接受了造血干细胞移植的治疗，具体的病种见图 2–6。尽管各单位移植规模和经验参差不齐，但是，造血干细胞移植后5年总体生存率（OS）和无病生存率（DFS）依旧在逐步提高。主要病种移植后5年的OS和DFS见图2-7。

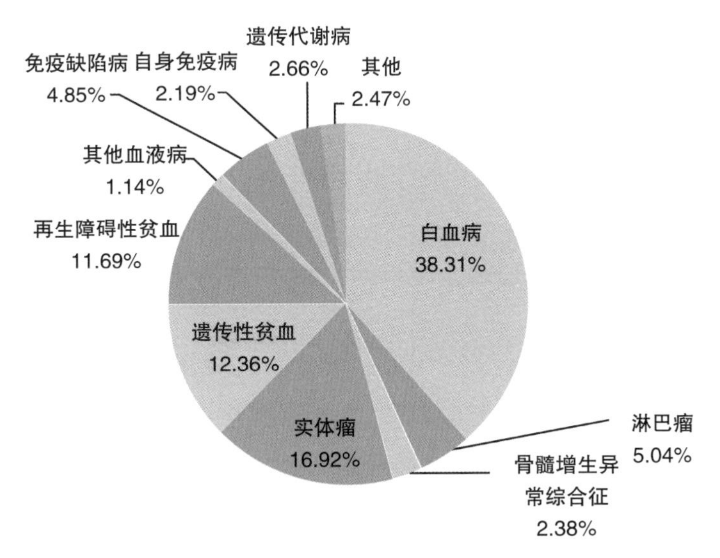

图2-6 接受HSCT的病种
数据来源：中华医学会儿科学分会血液肿瘤专业组

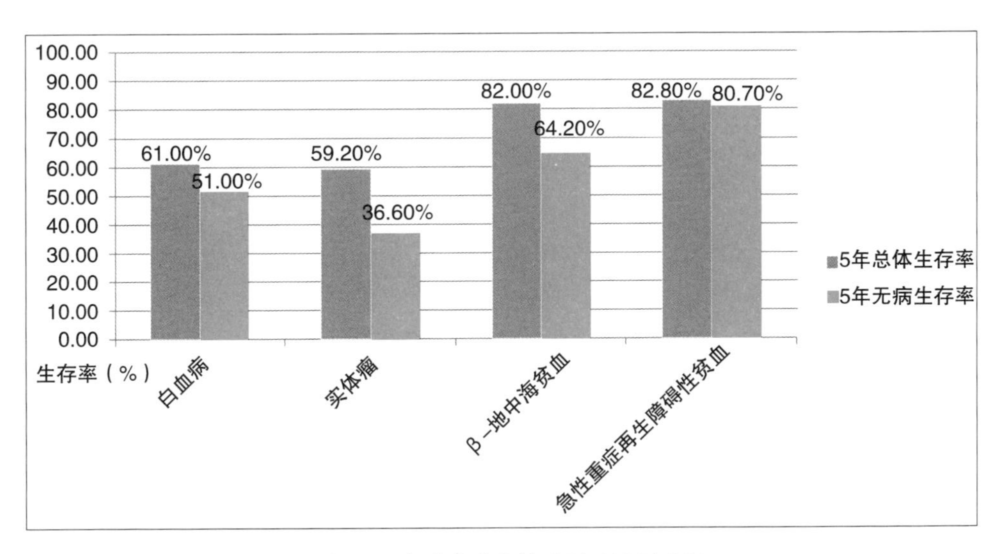

图2-7 主要病种移植后5年的OS和DFS
数据来源：中华医学会儿科学分会血液肿瘤专业组

何为造血干细胞?

人体血细胞是有寿命的，譬如红细胞平均寿命为 120 天，但是，如同花草四季更替的轮回一般，人体的各种细胞不断地新陈代谢，进行着生成、衰老、死亡的循环往复。因为，人体内有制造血细胞的细胞——造血干细胞，它就像一棵树干，可以生长出许多树枝分叉，所以称为“干”细胞。

造血干细胞是生成各种血细胞的最起始细胞，存在于骨髓、胚胎肝、外周血及脐带血中。具有长期自我更新的能力和分化成各类成熟血细胞的潜能，如可以分化成红细胞（携带氧气）、白细胞（预防感染）、血小板（止血）等。同时，因为人体的造血干细胞具有自我更新的特性，因此健康人献血或者捐献造血干细胞后，可加速刺激人体造血，不会影响自身正常造血功能。所以，其实大家不必担心出现捐献造血干细胞后会危害自身健康的问题。

造血干细胞的主要来源是骨髓。骨髓是人体的造血器官，在人体的胸骨、肋骨、盆骨等一些扁骨中都有造血干细胞。

造血干细胞移植有哪些种类?

根据供体来源的不同可分为以下几种。

1. 异基因造血干细胞移植

由一个健康的捐赠者捐出造血干细胞，然后输入患儿体内。通常情况捐赠者为患儿的兄弟姐妹，有少部分可找到父母亲，或非血缘性的无关捐赠者。

异体干细胞移植，必须有适合的干细胞捐赠者。干细胞捐赠者和患儿的白细胞表面抗原要尽可能相吻合，否则患儿容易排斥外来的干细胞，或者输入的干细胞对患儿的身体组织产生移植物抗宿主反应。

患儿的亲兄弟姐妹最有机会作为合适的干细胞捐赠者，他们有 1/4 的机会和患儿的白细胞表面抗原相同。如无合适的兄弟姐妹，则父母或其他近亲有可能和患儿的白细胞表面抗原较相近，可作为捐赠者。非亲属之间也平均有万分之一的机会和患儿的白细胞表面抗原相近，如果患儿不能在亲属中找到合适的捐赠者，可在中华骨髓库[①]中寻找，也可到台湾的慈济骨髓库[②]寻找。对于体重较轻的患儿还可应用脐带血作为干细胞移植的供体来源。

检查白细胞抗原的方法是抽取患儿和捐赠者少量的血液，用特殊的方法加以测定。

通常当患儿的 6 个白细胞抗原与捐赠者完全相同，才可进行移植，但有部分情况，因病情需要，虽然 1 个或 2 个抗原不匹配，也可进行移植，不过排斥反应和移植物抗宿主反应的危险性较高。部分患儿也可通过 CD34+ 细胞分选仪去除不相合的细胞以减少排异反应。

捐赠者必须经医生做详细的身体检查及血液化验，证实身体健康，才可以捐赠干细胞。

目前中华骨髓库以捐赠外周血干细胞为主，台湾慈济骨髓库以捐赠骨髓为主。

2. 同基因造血干细胞移植

指在孪生同卵兄弟姐妹之间的移植。因为他们的遗传基因相同，所以不会产生排异问题，移植中较少发生并发症，但在白血病中，其复发率较异基因移植高，因为异基因造血干细胞本身具有抗白血病的作用。

3. 自体造血干细胞移植

有些肿瘤在获得初步控制后，将患儿的骨髓抽出，经过处理后，在极低温下储藏，在患儿需要接受骨髓移植时，先接受强烈的化学及放射治疗，然后将储藏

---

① 中华骨髓库即中国造血干细胞捐献者资料库(简称为“中华骨髓库”)，由中央机构编制委员会办公室批准，是中国最大的骨髓库，为重症血液病患者检索配型相合的造血干细胞捐献者并提供移植相关服务等。

② 台湾慈济骨髓库是亚洲最大、世界第三大骨髓库，由台湾地区佛教大师证严上人创办的慈济基金会建设。

的骨髓解冻，再输入患儿的体内。自体骨髓移植的骨髓为患儿本身所有，所以并不会发生排斥的并发症。

自体干细胞移植的干细胞来源于患儿本身，医生会决定哪些患儿合适做此类移植。一般来说，患儿病情受到控制，身体检查没有发现肿瘤细胞，尤其是骨髓未受浸润，骨髓造血功能良好，重要脏器功能良好，这是进行自体移植的基本条件。

★小知识★

造血干细胞移植的其他分类方式

（1）根据干细胞的不同来源目前可将临床移植分为骨髓移植、外周血干细胞移植、脐带血移植。

（2）根据供受体 HLA 相合度可以分成全相合、部分相合和半相合。

哪些疾病适合造血干细胞移植？

1. 白血病

（1）急性白血病　随着医学进步，大部分急性白血病的患儿可以通过化学治疗获治愈，但仍然有部分患儿可能复发，对于这部分患儿，再使用化学治疗，其治愈的机会通常很低，而造血干细胞移植可以提高其治愈机会。另外，有部分患儿，因其疾病的独特性，如一些急性非淋巴细胞白血病，染色体检查没有预后较好的核型表现，或者是化学治疗效果不佳，若用造血干细胞移植可以大大提高治愈的机会。

（2）慢性白血病　慢性粒细胞性白血病在几年内会转为急性白血病。干细胞移植是治愈该病的主要方法。慢性期进行造血干细胞移植，治愈机会较高。

幼年型慢性粒单核细胞性白血病是儿童特有的一种慢性白血病，也有一定的急性变概率，造血干细胞移植也是治疗该病的重要手段。

2. 骨髓异常增生综合征

这种疾病又被称为白血病前期，缺乏有效的治疗手段，造血干细胞移植是治

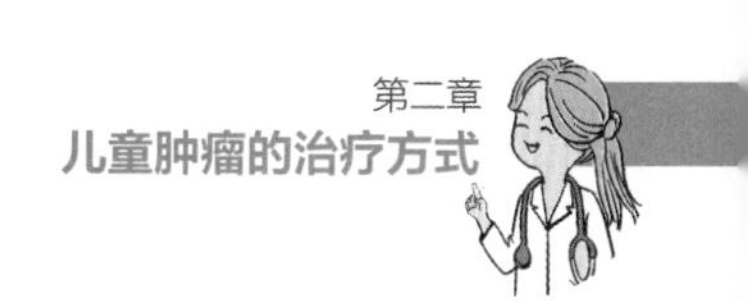

愈本病的唯一方法。

3. 严重型再生障碍性贫血

这是一种骨髓造血严重不足的疾病，严重型的患儿死亡率很高。抗胸腺细胞球蛋白等免疫治疗虽疗效不错，但起效较慢。重型病例往往等不及药物起效便因严重感染、出血而死亡。若有合适的供体，干细胞移植将使这些患儿受益。

4. 遗传性疾病

有些遗传性疾病，如重型地中海贫血症、先天性免疫缺陷症，某些遗传代谢性疾病，也可通过移植来使患儿获得新生。

5. 实体瘤

自体干细胞移植为一些对化疗敏感，预后较差的实体瘤提供了一个治愈机会较高的医疗方法，如晚期难治性非霍奇金淋巴瘤、神经母细胞瘤、尤文肉瘤等。

6. 自身免疫性疾病

近年来发现，一些难治性自身免疫性疾病如系统性红斑狼疮、类风湿关节炎、血小板减少性紫癜等可通过自身细胞分选的 CD34+ 干细胞移植而获得可喜的疗效。

造血干细胞移植流程是怎样的？

造血干细胞移植流程见图 2–8。

造血干细胞移植后需要注意什么？

造血干细胞移植后的患儿，需要定期在门诊随访、复查。因为患儿移植后免疫系统需要 6 个月以上甚至更长时间才能恢复，出院后需要遵守一些预防感染的措施，如保持个人卫生，特别要注意保持双手的清洁，进食的物品必须煮熟，居住的环境尽量保持清洁，与患儿接触的家庭成员也应注意保持清洁（图 2–9）。

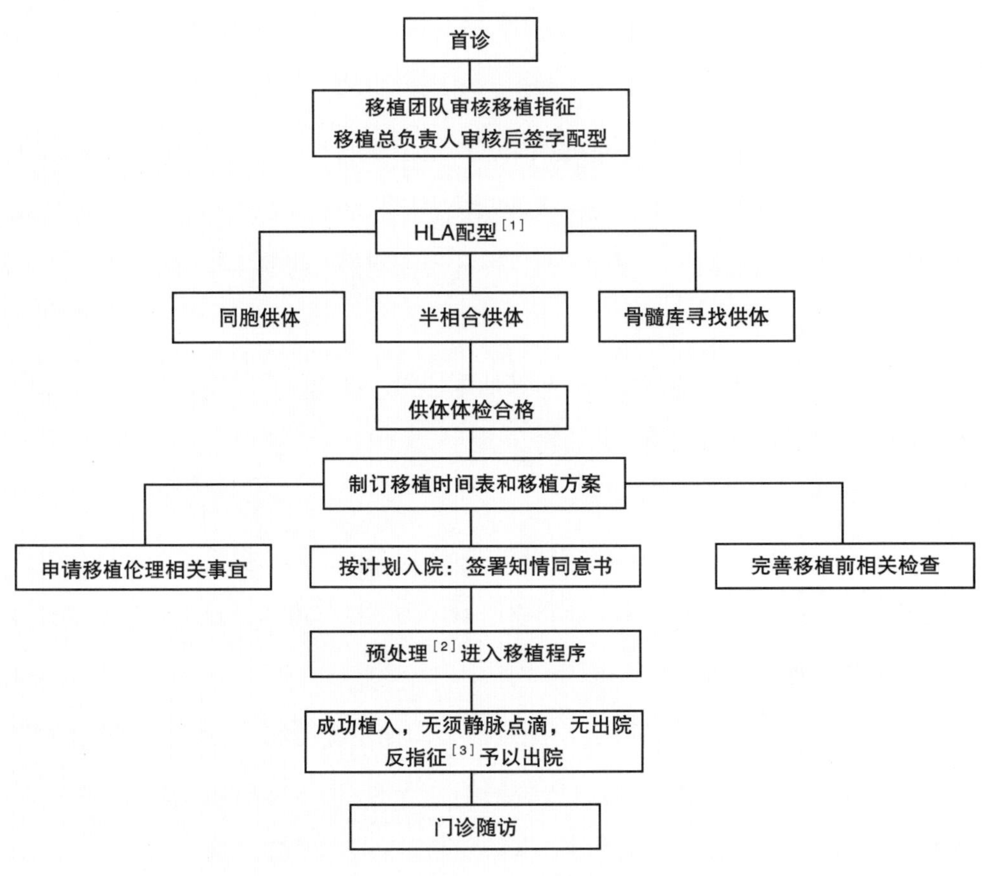

图2-8　造血干细胞移植流程

[1] HLA配型：HLA是人类白细胞抗原，存在于人体各种有核细胞表面，它是人体生物学“身份证”，由父母遗传，识别“自己”和“非己”，并通过免疫反应排除非己，保持个体的完整性。它是决定造血干细胞移植排斥反应强弱的重要因素。

[2] 预处理：是指移植前的处理（化疗、放疗及应用一些免疫抑制药物），都是为了清除患儿造血细胞、抑制患儿免疫系统的功能，以减少移植排异、排斥的发生。

[3] 出院反指征：发热、活动性感染、严重移植物抗宿主病、依赖静脉补液等。

患儿出院后，应避免去人多的公共场所，如商店、超市、公共汽车等，以减少感染的机会。外出时，应戴上口罩，应避免接触刚接受预防接种的人群，因为疫苗中可能有“活病毒”，兄弟姐妹中有刚接种疫苗，应找其他人帮忙照顾，另外也要减少接触动物，如猫、狗等。患儿需重新预防接种的话，死疫苗在停免疫

保持个人卫生
避免去人多的公共场所
必须按照指定的时间服药
外出时，应戴上口罩
在家中需保持适当的
运动，足够的睡眠和
均衡的饮食
减少接触动物

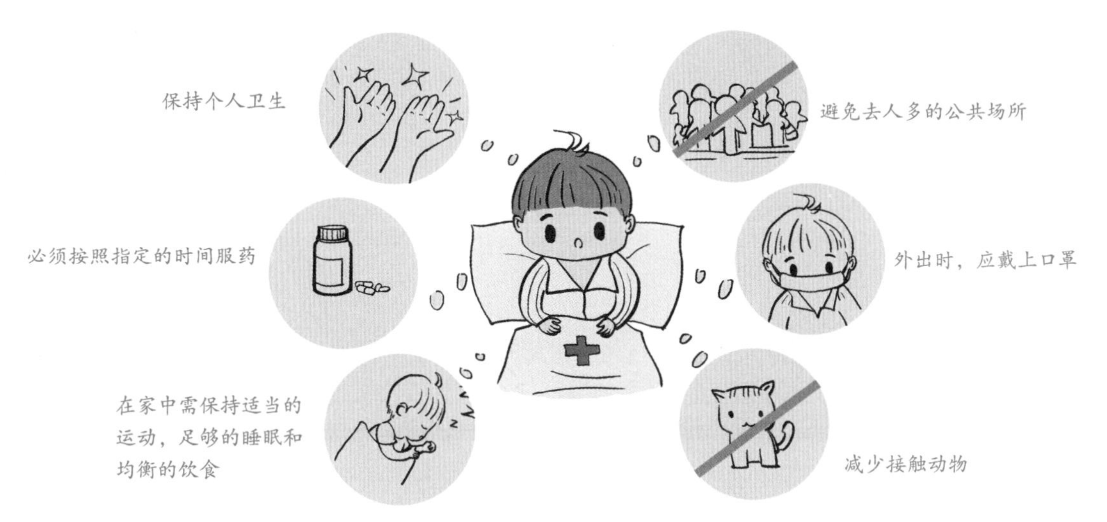

图2-9 造血干细胞移植后注意事项

抑制剂后一年才能接种，减毒活疫苗在移植后2年才允许接种。在户外，最好穿长袖衣服，戴帽子或太阳眼镜，因为阳光可能会使皮肤产生抗宿主反应①，也可在身体暴露的部分，涂上防晒油，以减少阳光的刺激。

在出院后，必须按照指定的时间服药，继续服用免疫抑制药物及防止感染的药物，切记需按医嘱不能擅自停药或减药；必须按时回医院复诊，做一些检查及化验，患儿如需输血仍需进行血制品的照射（自体移植3个月内，异体移植一年内），平时在家中需保持适当的运动，足够的睡眠和均衡的饮食，如果一年后的检查正常，患儿便可以逐步恢复正常生活了。

（陈　静）

① 抗宿主反应　异基因造血干细胞移植患儿，在重建供者免疫的过程中，来源于供者的淋巴细胞攻击受者脏器产生的临床病理综合征，主要累及皮肤、胃肠道及肝脏。

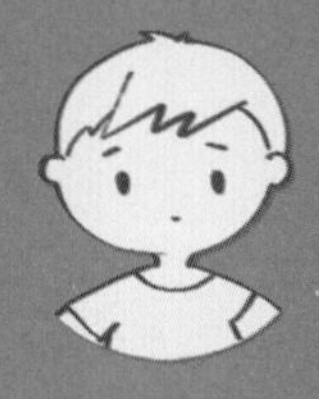

第六节 免疫治疗——儿童肿瘤治疗的新方法

肿瘤免疫治疗，即是通过多种手段调节、激活人体的免疫系统对肿瘤进行治疗。主要包括细胞因子(干扰素、白介素)治疗、基于单克隆抗体靶向治疗、肿瘤治疗以及免疫细胞治疗。其治疗方式体现出常规疗法所无可比拟的优势，如不良反应小、损伤小、不易产生耐药等，现已逐渐应用于越来越多的肿瘤患儿。

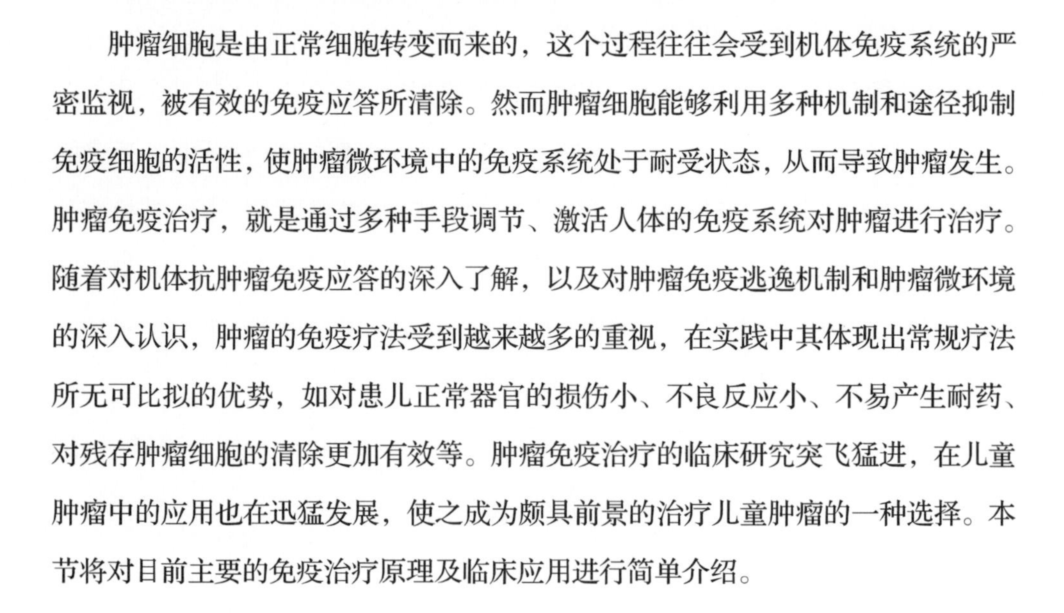

肿瘤细胞是由正常细胞转变而来的，这个过程往往会受到机体免疫系统的严密监视，被有效的免疫应答所清除。然而肿瘤细胞能够利用多种机制和途径抑制免疫细胞的活性，使肿瘤微环境中的免疫系统处于耐受状态，从而导致肿瘤发生。肿瘤免疫治疗，就是通过多种手段调节、激活人体的免疫系统对肿瘤进行治疗。随着对机体抗肿瘤免疫应答的深入了解，以及对肿瘤免疫逃逸机制和肿瘤微环境的深入认识，肿瘤的免疫疗法受到越来越多的重视，在实践中其体现出常规疗法所无可比拟的优势，如对患儿正常器官的损伤小、不良反应小、不易产生耐药、对残存肿瘤细胞的清除更加有效等。肿瘤免疫治疗的临床研究突飞猛进，在儿童肿瘤中的应用也在迅猛发展，使之成为颇具前景的治疗儿童肿瘤的一种选择。本节将对目前主要的免疫治疗原理及临床应用进行简单介绍。

细胞因子治疗

细胞因子是免疫细胞分泌的化学成分，在控制免疫细胞与血细胞的生长与活

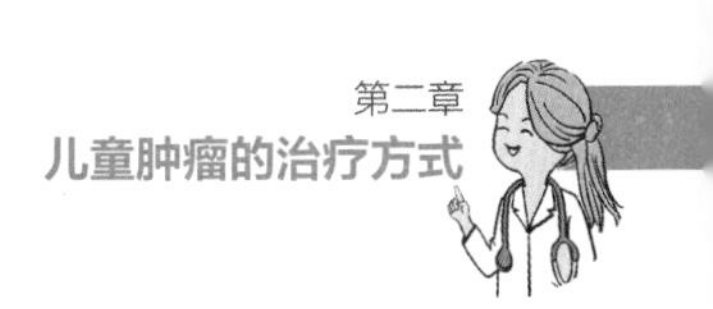

性方面发挥关键作用。目前,治疗小儿实体肿瘤的细胞因子主要包括干扰素(INF)与白介素 2 (IL–2)。

1. 干扰素

干扰素是一类诱导抗肿瘤效应的细胞因子，它通过抗血管生成以及直接杀伤肿瘤细胞来达到抗肿瘤的目的。它能激活巨噬细胞与自然杀伤细胞等先天免疫系统。同时，干扰素也能激活树突状细胞，进而启动由细胞毒性 T 细胞与 B 细胞介导的获得性免疫反应。α 干扰素及 γ 干扰素均有不同程度的抗肿瘤效应，且 γ 干扰素的抗肿瘤能力更强，国外一项 γ 干扰素联合化疗治疗神经母细胞瘤的临床试验结果显示 γ 干扰素具有治疗神经母细胞瘤的潜力。

2. 白介素

白介素是一组在白细胞间发挥化学信号作用的细胞因子。目前，白介素 2 已经被美国国家食品药品监督局（ FDA ）批准上市。在自体干细胞移植治疗顽固性小儿实体肿瘤之后，往往给患儿注射白介素 2 进行治疗，它能增加 NK 细胞与 T 细胞数量。白介素 2 与粒细胞–巨噬细胞集落刺激因子及神经节苷脂单抗药物联合使用，能有效增强抗体依赖的细胞介导的细胞毒性作用。

基于单克隆抗体的靶向治疗

单克隆抗体通过识别肿瘤细胞表面的特异性肿瘤抗原，发挥抗体依赖的细胞介导的细胞毒性作用和补体依赖的细胞毒性作用而增强机体的抗肿瘤能力。通过 CD20 单抗（ 利妥昔单抗 ）和化疗的联合应用，儿童Ⅲ / Ⅳ期非霍奇金淋巴瘤的 3 年无事件生存率可达到 95%，提示该药物的良好临床应用前景。目前，针对儿童淋巴系统恶性肿瘤正在研发的单克隆抗体较多，包括抗 CD19、抗 CD22、抗 CD25、抗 CD30、抗 CD33、抗 CD45、抗 CD52 单抗等，且部分药物已在进行Ⅰ / Ⅱ期临床应用，有望在未来几年上市。针对实体肿瘤，使用抗双唾液酸神经节苷脂 GD2 抗体治疗小儿神经母细胞瘤已较为成熟。人鼠嵌合抗 GD2 单抗 ch14.18 在早期的临床研究中即表现出一定的抗肿瘤作用。美国儿童肿瘤协作组比较了高危神经母细胞瘤患者在自体干细胞移植后采用 ch14.18 联合粒细胞 – 巨噬细胞集落刺激因子、IL–2 和 13–顺式维甲酸的四联维持治疗和单用 13–顺式维甲酸维持治疗的疗效。这一Ⅲ期临床试验结果表明，免疫治疗组的 2 年无事件生存率较单用 13–顺式维甲酸组提高了 20%，1 岁以上的Ⅳ期患者 2 年无事件生存率亦从 42% 提高到 63%。

★小知识★

肿瘤疫苗

目前研究较多的肿瘤疫苗有肿瘤细胞疫苗、抗原疫苗、以树突状细胞（DC）为基础的疫苗、亚细胞结构的疫苗以及核酸疫苗等。树突状细胞疫苗的原理是将肿瘤特异性抗原或肿瘤相关抗原导入树突状细胞，经树突状细胞提呈给肿瘤特异性 T 淋巴细胞并使之活化，从而杀伤肿瘤。治疗成人前列腺癌的树突状细胞疫苗 Sipuleucel–T 已于 2010 年经 FDA 批准上市，针对肺癌和黑色素瘤的疫苗，针对乳腺癌的疫苗等均处于临床试验阶段，但针对儿童肿瘤的疫苗目前仍较少，报道均为少数病例的试验性研究。除个别成功上市的疫苗，肿瘤疫苗的基础研究和临床应用中遇到的各种问题仍然困惑着研究者，多数肿瘤疫苗不能取得临床疗效。因此，利用肿瘤疫苗的治疗策略还存在非常多的技术上和理论上的困难，等待着今后的研究者去解决。

免疫细胞治疗

1. T 细胞治疗

T 细胞是目前认为唯一能够特异性杀伤肿瘤细胞的细胞。肿瘤抗原特异性 T 细胞一直是肿瘤治疗的重要目标。目前正在进行的针对 T 细胞的肿瘤免疫治疗，可以分为两大类，一类是 T 细胞过继疗法，第二类是免疫检查点抑制剂疗法。

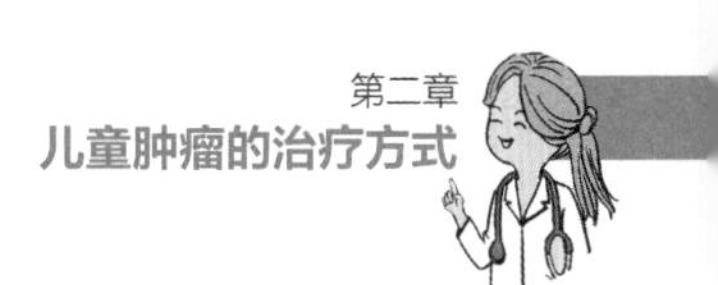

（1）T 细胞过继疗法　作为能够特异性杀伤肿瘤细胞的细胞，T 细胞的过继回输治疗开创了免疫细胞治疗肿瘤的先河。目前在儿科领域应用的主要有 EB 病毒特异性的 T 细胞输注治疗 EB 病毒相关的肿瘤及基因修饰的 T 细胞输注治疗血液系统肿瘤和实体肿瘤。

T 细胞基因修饰主要包括嵌合抗原受体（CAR）和 T 细胞受体转移技术。CAR-T 疗法就是将 CAR 修饰的 T 细胞进行回输治疗肿瘤，是目前免疫治疗发展最快的技术。该疗法在免疫细胞体外培养的过程中，用基因改造的办法，让 T 细胞表达特异的肿瘤抗原受体，相当于把肿瘤的特征告诉 T 细胞，给 T 细胞装上了导航仪，有利于帮助它们找到肿瘤细胞，当这些经过改造的 T 细胞被回输入患儿体内，会对表达这些抗原的肿瘤细胞进行攻击。相比于传统的 T 细胞，CAR 修饰的 T 细胞既超越了抗原识别过程中的主要组织相容性复合物依赖性，同时也可以通过改造信号域中的共刺激分子①来达到增强功能的目的，具有强大的优势。2010 年，表达识别 CD19 的嵌合受体的淋巴细胞用于治疗晚期 B 细胞淋巴瘤疗效明显，随后，CD19 特异性的 CAR-T 被应用于治疗慢性淋巴细胞白血病和淋巴瘤，收到了很好的疗效，病情得到超过 2 年的长期缓解。通过对 CD19 特异性 CAR 治疗 B 细胞恶性肿瘤（包括慢性淋巴细胞白血病和非霍奇金淋巴瘤）的临床疗效进行分析，可以发现，总反应率为 48%，6 个月和 1 年的无进展生存率分别为 43%和 27%，可以提示 CAR -T 在治疗血液性恶性肿瘤确实具有强大的疗效。近来，美国一项多中心 I 期临床试验报道，21 例进行治疗患儿均有应答，证实了其抗肿瘤作用，且不良反应均可耐受。目前，CAR-T 治疗前景广阔，我国已注册的临床试验仅次于美国。不久前，FDA 在肿瘤药物资讯委员会上以 10：0 的结果一致通过诺华 CAR-T 疗法 CTL019，这是对 CAR-T 疗法的认可，

① 共刺激分子　T细胞（或B细胞）完全活化提供共刺激信号的细胞表面分子及其配体。

该疗法的实际应用必将在肿瘤领域掀起一场革命。

★小知识★

实体肿瘤方面，同样以GD2单抗的研究最为深入。美国德克萨斯儿童医院采用抗GD2单抗构建CAR治疗复发的Ⅲ/Ⅳ期神经母细胞瘤患儿。11例病例中有3例获得完全缓解，至随访截止，最长的持续缓解已近5年。也有学者试图采用抗GD2抗体构建CAR来对T细胞及NK细胞进行基因修饰以治疗尤文肉瘤，体外实验和动物模型均显示出良好的抗肿瘤能力。

（2）免疫检查点抑制剂疗法　肿瘤依靠伪装自己和抑制免疫系统蒙混过关，CAR–T疗法通过把肿瘤细胞特征告诉免疫细胞，达到识别杀伤肿瘤细胞作用，而免疫检查点抑制剂疗法则是阻止肿瘤细胞给免疫系统“踩刹车”，解除它们的抑制功能，其代表性药物是PD–1（程序性细胞死亡1）抗体。免疫系统中的CD8T细胞的重要功能是识别对机体有害的细胞。它在识别和攻击过程中始终进行复杂的程序性确认，以确保杀死的细胞是癌细胞而不是健康细胞，它在这个过程中表达一组能接收外界信号、进行自我抑制的蛋白质分子，这就是“免疫检查点抑制受体”。PD–1是目前已知的最重要的一种免疫检查点抑制受体，PD–1单抗能特异性结合PD–1受体，阻断其接收来自PD–L1（程序性细胞死亡受体–配体1）的信号。目前，FDA已批准PD–1单抗用于治疗出现抗药性和恶性转移的三种晚期肿瘤：黑色素瘤、非小细胞肺癌和肾癌。在儿童肿瘤中的应用仍处于探索阶段，美国最新一项研究，在同种异体造血干细胞移植后复发的经典型霍奇金淋巴瘤患儿中使用PD–1抗体治疗，总体应答率为77%，但是有较高的移植物抗宿主病发生率，提示PD–1抗体在该疾病的应用仍需进一步研究。

2. NK细胞治疗

NK细胞是介导机体固有免疫的淋巴细胞，由于其杀伤作用不依赖于肿瘤相关抗原的识别，因此 NK 细胞的过继免疫治疗一直备受关注。通过将 NK 细胞与人工的抗原递呈细胞在含 IL–15、IL–21 等细胞因子的条件下共同孵育可以得到成百上千倍的扩增，以供临床应用。目前，NK 细胞输注多作为肿瘤治疗的辅助手段，如白血病和实体肿瘤患儿在造血干细胞移植后接受供者来源的 NK 细胞输注。此外，NK 细胞输注甚至可以作为首次缓解后的高危白血病患儿接受同胞供者干细胞移植的替代治疗。美国 St.Jude 儿童研究医院报道了 NK 细胞输注治疗急性髓系白血病的临床研究，10 例患儿在经过低剂量环磷酰胺及氟达拉滨预处理后接受了 NK 细胞输注及 6 次低剂量的 IL–2 注射。中位随访时间 2.5 年，所有患儿均处于完全缓解状态，2 年无事件生存率达到 100%。

此外由于 CAR–T 在血液肿瘤治疗中的良好效果，进一步研究发现，在 NK 细胞表达肿瘤 CAR 也获得初步成功。科学家们用 NK 细胞系或者从外周血分离出来的原代 NK 细胞，转染针对多种特异性肿瘤抗原的 CAR，在异种移植模型中显示了针对肿瘤细胞的反应增强，肿瘤生长受到抑制。相较于 CAR–T，表达 CAR 的 NK 细胞由于不能自分泌 IL–2，从而决定了其体内生存期较短，避免了一些脱靶效应[①]。同时，即便靶向抗原在肿瘤上的表达迅速丢失，表达 CAR 的 NK 细胞仍然可以通过自身的杀伤细胞活化受体获得活化，因此携带 CAR 的 NK 细胞具有更大的优势。目前，洛杉矶儿童医院及上海交通大学医学院附属上海儿童医学中心分别研究 NK 细胞治疗急性淋巴细胞白血病和神经母细胞瘤，疗效均得到认可，重庆医科大学附属儿童医院肿瘤外科在人体外实验中针对 GD2（+）的神经母细胞瘤细胞，采用靶向 GD2 的 CAR–NK 细胞进行治疗取得显著的靶向杀灭肿瘤细胞的效应，该技术的深入研究也必将在未来免疫治疗领域中发挥重要的作用。

在过去几十年，虽然儿童肿瘤治疗取得了巨大进步，但部分难治性及复发肿瘤

① 脱靶效应指经修饰的T细胞攻击肿瘤细胞以外的其他细胞。

的治疗仍效果欠佳。免疫治疗开创了肿瘤生物精准个体化治疗的新理念及方法，有广阔的临床应用前景，但更大的进步仍有赖于科研及临床的快速转化。我们有理由相信，随着研究的不断深入，免疫治疗将在肿瘤的综合治疗中发挥更重要的作用。

（王　珊　杨　超）

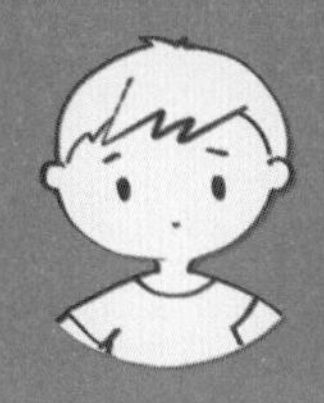

第七节　舒缓治疗——缓解身心痛苦的“理疗机”

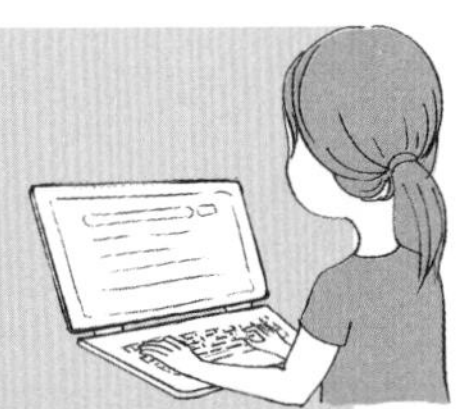

舒缓治疗的主旨就是让患儿和他的家庭减少痛苦，更加舒适，提高生存质量。所有被诊断为可能不可治愈或生存期受限疾病的患儿都应该接受舒缓治疗，恶性血液肿瘤性疾病患儿是舒缓治疗施与的重要人群。舒缓治疗不仅仅包括儿童症状的控制，同时也包含了精神、社会、情绪、心理和生理元素的关怀。

随着医学的发展，儿童恶性血液肿瘤性疾病，尤其是儿童急性淋巴细胞白血病的长期生存率可以达到 80% 以上，更多的患儿可以获得长期生存，然而在治疗过程中患儿及其家庭仍然会经历包括生理、心理、社会的痛苦及困难。相比于儿童急性白血病，某些儿童恶性肿瘤性疾病的长期生存率仍然在 30% ~ 50%，不能被治愈的患儿在生命的最后阶段会遭受到疾病带来的痛苦，家人也要承受丧子之痛。如何让可以治愈的患儿在治疗过程中生活质量更高，让无法治愈的患儿更有尊严？医学模式的转变使儿童肿瘤治疗的领域中出现了舒缓治疗。

什么是舒缓治疗？

舒缓治疗是从英文“palliative care”翻译而来的，中文翻译名称目前还不统一，也有称安宁疗护、缓和医疗等，虽然各家翻译不同，对此也有争论，但是明确我们的工作主旨才是最重要的。舒缓治疗起源于 1967 年，英国的桑德丝博士（Dr. Dame Cicely Saunders）于伦敦成立了圣 · 克里斯托弗临终护理院（St.

Christopher's Hospice），她希望通过结合中世纪收容所照顾患者的人文关怀与现代医学的成就，来减轻临终患者以及家属所遭遇的痛苦。而随着照顾经验与知识积累以及患者不断增长，很快发展成有专科医师、护士、社工、多种康复治疗师、志愿者与神职人员等所组成的专业医疗团队，来共同为患者提供包括身体、心理、社会和灵性的全方位的照顾模式。主旨就是让患者及其家庭减少痛苦，更加舒适，提高生存质量。

2012 年世界卫生组织（WHO）对于儿童舒缓治疗有明确的定义：

（1）对儿童躯体、思想及精神上全方位的关怀，也包括对家庭的支持。

（2）从疾病确诊时就开始进行，并持续整个病程。

（3）评估并缓解患儿躯体、精神及社会的痛苦和压力。

（4）有效的舒缓治疗需要一个跨学科团队的支持，也可以包括家庭和可获得的社会资源；即使资源有限仍可成功地进行。

（5）第三方机构、社会健康中心，甚至在家中都可以提供舒缓治疗。

★小知识★

哪些患儿需要进行舒缓治疗？

所有被诊断为可能不可治愈或生存期受限疾病的患儿都应该接受舒缓治疗，恶性血液肿瘤性疾病患儿是舒缓治疗施与的重要人群。

舒缓治疗就是临终关怀吗？

1987 年，英国正式将舒缓治疗设立为独立的医学专科，为患有不可治愈的疾病或遭受死亡威胁的患者及家属提供治疗与护理，由此可以看出舒缓治疗并不能与临终关怀画等号，临终关怀是舒缓治疗的一个重要组成部分，主要针对的是预计生存期小于 6 个月的患者。所有接受临终关怀的患者都接受了舒缓治疗，而

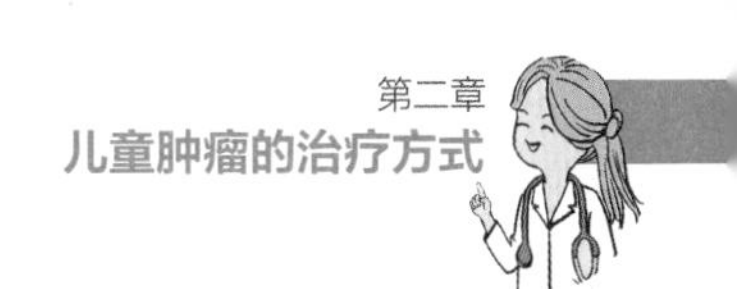

不是所有接受舒缓治疗的患儿都会接受临终关怀。

应该什么时间开始舒缓治疗？

在舒缓治疗开展之初，只有当患者进入到不可治愈阶段时才有团队介入。随着大家认知的深入，WHO 在 2014 年采纳了疾病早期开展舒缓治疗的改革。舒缓治疗应该与儿童肿瘤治疗整合在一起，在疾病确诊时即开始进行，无论疾病是否可被治愈，舒缓治疗将持续整个病程，通过定期识别健康损害程度、全面需求评估、身体和心理等痛苦管理、以患儿为中心的治疗计划来提高患儿与其家属的生活质量。

舒缓治疗团队的人员组成和分工有何特点？

提供舒缓治疗的人员应该是以下方面的专家：可以进行良好的沟通交流；可以对患儿进行症状管理；可以协调护理机构，包括临终关怀机构和社会资源；可以对患儿和家庭在心理和精神领域进行指导；可以舒缓家庭的悲伤及丧子之痛；同时关注法律及伦理问题。标准的多学科团队应该包括医生、护士、社会工作者、宗教人士、哀伤辅导师、志愿者及药师等。这里需要注意的是，不是只有完整而专业的舒缓治疗团队才可以进行舒缓治疗，医务人员在临床工作中的人文关怀也是舒缓治疗的一部分，所以即使资源有限，给予身边的每一个患儿、每一个家庭多一些关爱也是十分重要的。

儿童舒缓治疗包括了疾病各个阶段所有针对降低死亡率、延缓疾病进展、改善生存质量的措施，因此是一组减轻痛苦的专业工作。儿科工作者通过充分理解工作内容，学习如何判断和减轻痛苦，加强与多学科团队的合作，应用沟通技巧，利用临床资源，可以更有效地支持被诊断为致命性疾病的患儿及其家庭。

儿科医生需要评估患儿的预后，选择合适的治疗方式，为患儿确定治疗目标，同时评估是否需要转介给专业的舒缓治疗团队，专业的舒缓治疗团队会进一步和家庭进行沟通，了解家庭的目标，确定支持计划。

社工通过与家庭的沟通了解家庭关系，家庭所承受的社会及经济负担，通过与患儿的陪伴与交流了解患儿的喜好以及对疾病的认识，必要时可以转介给专业的心理医生对家庭和患儿进行心理疏导。

如果家庭成员有宗教信仰，宗教人士和教友的适时介入也可以引导家人正确理解死亡，舒缓对死亡的恐惧。

如果患儿去世，需评估家庭的悲伤程度，如果无法缓解，可以转介哀伤辅导师对家庭进行辅导以舒缓丧子之痛。

所有工作的完成都需要团队成员之间的协调与配合，不断地沟通，评估，制订计划与实施，以完成对患儿及其家庭进行“身、心、社、灵”的“全人，全家，全程”照护。

舒缓治疗都有哪些关键的工作？

儿童舒缓治疗的宗旨就是减轻患儿（家庭）的痛苦，提高患儿的生存质量，在工作中要时刻注意以患儿（家庭）为中心的干预，以下是儿童舒缓治疗中比较关键的工作内容。

1. 沟通

实施儿童舒缓治疗需要经过三个步骤，即沟通、建立关系和制订个体化方案，其中有效的沟通是舒缓治疗的基础，可以改善医患关系，提高患儿满意率。实际上，沟通应该被当做一种独特的手段，用于帮助建立关系，解决冲突，告知坏消息，建立对挑战、希望和目标的共同理解，对进一步的治疗计划做出决定。如果临床医生足够冷静、清晰、准确、有同理心，且以家庭为中心，可以让良好的沟通变得非常有效。谈话时注意与家庭成员的眼神交流，提出开放性问题，及时对家长的反应进行反馈等技巧也可以帮助完成良好的沟通。然而，当面对已经被诊断为可能不可治愈性疾病的患儿时，无论是谁都会觉得讨论一些困难的话题是非常艰难的，沟通时我们可以遵循以下原则：做好准备、及时评估、传递信息（如关于疾病的情况）、允许沉默同时让家长知晓他所表达出的情绪、讨论对治疗的计划。另外，不放弃也十分重要，让家长明白如果有任何问题可以随时联系我们，我们已准备好随时帮助他们。

2. 疼痛及症状管理

舒缓治疗的一个重要方面就是通过管理可能会引起不适的症状使患儿舒适，减轻痛苦。恶性血液肿瘤患儿在治疗过程中会出现很多不适，如果进入终末期不适症状则更加明显。一些回顾性研究显示，临终患儿会经历疼痛、乏力、食欲差、便秘、恶心、呕吐、腹泻以及呼吸困难等症状，因此需要我们管理症状，提升患儿生存质量。

疼痛是一种伴有现存的或潜在的组织损伤而引起人感觉和情绪上的不愉快的复杂主观感受。癌痛极为常见，致痛原因多种多样：局部组织浸润、压迫、脏器的扩张、局部感染、肠或其他空腔脏器梗阻和神经刺激均会导致疼痛；一些侵入性操作和化疗的不良反应也会导致疼痛。未得到控制的疼痛会引起一系列生理及心理的反应，而影响疾病的恢复，疼痛已经被列为第五大生命体征。对儿童进行疼痛管理的目标很简单，就是很好地镇痛，恢复功能。然而，对儿童而言，还会有其他因素影响疼痛体验，如恐惧、焦虑、与家人分离、陌生的环境、无法摆脱的疾病和患病的耻辱感，因此对儿童仅应用药物镇痛是远远不够的，非药物性疼痛干预被证实是有效的，应该将其纳入疼痛管理策略中。

准确地疼痛评估是达到良好镇痛的基础，但是为儿童评估疼痛还是很有挑战性的。一般情况下，3 岁以上意识清晰的患儿，可以应用翁 – 贝克（Wong–Baker）脸谱评估（图 2–10），12 岁以上可以直接应用数字评分法，3 岁以下或意识不清患儿可以应用FLACC量表进行评估。0 ~ 10分表示疼痛程度,0分表示无痛,1 ~ 3分为轻度疼痛，4 ~ 7分为中度疼痛，8 ~ 10分为重度疼痛（表2-1）。

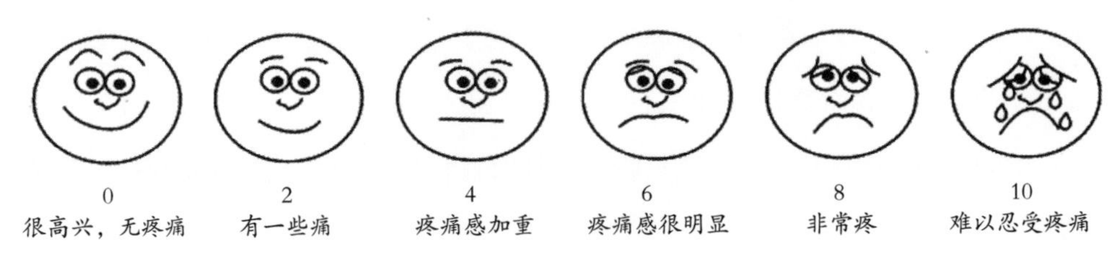

图2-10　翁-贝克脸谱评分

表2-1　FLACC量表

项目	评分		
	0	1	2
脸	无特别的表情或微笑	偶尔表情痛苦或皱眉、冷淡、对外界兴趣减弱	易产生持续性下巴颤抖、牙关紧闭
腿	体位正常或放松	不舒服，休息不好，紧张	踢腿或腿伸直
活动	安静平躺，正常体位，活动自如	蠕动，前后移动，紧张	角弓反张、僵硬或抽搐
哭闹	不哭闹（醒着或睡着）	呻吟或抽泣；偶尔抱怨	持续哭泣、尖叫或呜咽，频繁抱怨
可安慰性	满足，放松的	偶尔抚摸、拥抱或谈话可安慰	很难安慰

（F）脸、（L）腿、（A）活动、（C）哭闹、（C）可安慰性五项中分值为0 ~ 2，总分范围0 ~ 10。

1998年WHO建议应用三阶梯镇痛法：轻度疼痛应用非甾体类药物，如布洛芬、对乙酰氨基酚；中度疼痛应用弱阿片类药物，如曲马朵；重度疼痛应用强阿片类药物，如吗啡、羟考酮、芬太尼等。2012年WHO建议改用二阶梯镇痛法，不再建议应用弱阿片类药物，中度以上疼痛建议从小剂量强阿片类药物开始，逐渐增加剂量。对于儿童，不建议应用可待因，同时对于癌性疼痛患儿也不宜应用

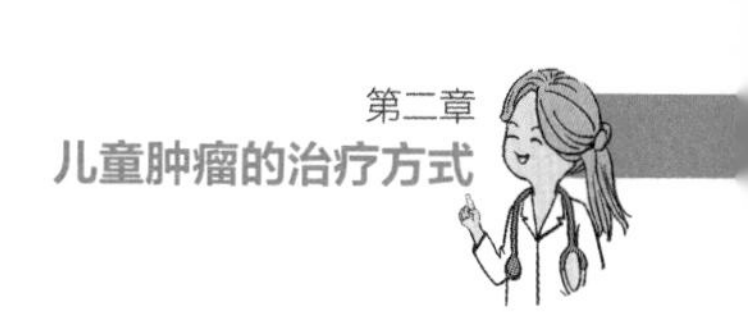

哌替啶（杜冷丁）。

吗啡是强阿片类药物的代表性药物，然而很多医务人员和家长，包括患儿对于使用吗啡讳莫如深，认为应用吗啡镇痛就是使用毒品，担心成瘾的发生。记录显示，吗啡止痛不会成瘾，不会加速死亡。开始使用吗啡并不意味着你要放弃治疗，也不意味着这是“走向生命结束的开始”，它只意味着吗啡可以有效终止患儿的疼痛。

吗啡这类强阿片类药物一般在大剂量长期静脉应用时有可能出现成瘾，但发生率仅在 0.03% 左右，因此在专业医务人员的指导下完全可以安全应用。同时吗啡没有“天花板效应”，也就是说只要增加剂量就会增加镇痛效果，不会出现以后无法镇痛的情况。当然，吗啡应用过程中也有可能出现诸如便秘、尿潴留、恶心、呼吸抑制等不良反应，需要遵循医嘱应用，并对便秘等不良反应进行预防和积极治疗。

患儿容易受他人影响，因此对其应用非药物性疼痛治疗方法非常有效。该方法应该经常在舒缓治疗中应用，它可以帮助患儿们更好地应对和理解他们所遭受的痛苦并能减轻预期的疼痛。分散注意力、催眠、疼痛的自我汇报、疼痛干预措施和联合认知行为干预方法将超出局限性并发挥最大的治疗效果。非药物治疗方法易学并可应用于任何情况，即使在用了强有效的镇痛药后仍可应用。

舒缓治疗的疼痛管理模式是多种多样的，我们必须在所有可能的方向进行努力，才有可能有效的缓解疼痛。作为医务人员要积极学习镇痛药物的应用，了解并防治不良反应，理解镇痛对于儿童舒缓治疗的重要性；而对于家长和患儿也要做好宣传培训工作，减少对镇痛药物的误解，积极镇痛，提高生存质量。

3. 心、灵方面的管理

患儿所经历的痛苦可能不只是身体上的痛苦，包含了精神、社会、情绪、心理和生理元素，所以解决心、灵方面的需求也是儿童舒缓治疗的重要方面。

（1）与患儿沟通　与儿童适宜的沟通可以帮助患儿理解疾病，减轻压力和焦虑，变得更加舒适，也可以更容易参与到整个疾病的治疗过程中。在临床工作中，我们要用简单、准确并且真实的语言和信息向孩子们解释疾病的状态和下一步的治疗方案。因为怕孩子不能接受，我们常常愿意用更委婉的语言解释疾病或死亡，而这样只会让孩子更加困惑和不安，尤其是对死亡的理解，不同年龄的儿童是完全不同的，如0 ~ 3岁的孩子不能区分暂时分离与死亡，3 ~ 6岁会认为死亡是暂时可逆转的，6 ~ 12岁明白死亡是不可逆转的，而12岁以上已经可以和成人一样正确理解死亡的含义，所以信息的传达一定要用适合孩子年龄段的语言和方法进行。父母在整个沟通过程中扮演很重要的角色，帮助父母正确了解疾病，接受疾病的挑战，可以让他们与患儿之间的沟通更加顺畅和有效。

（2）让患儿参与到治疗决策中　一般来说，儿童几乎不会被父母或医生认可参与到治疗决策中，他们会因为自己无法掌控而感到十分痛苦。事实上，即使你不直接告知，很小的孩子也可以感知到疾病的发展，而且也有能力参与到决策当中。尤其对于年长儿或青春期患者，家长式的管理会让他们感到不被尊重。

（3）灵性关怀　灵性代表的就是个体寻找生命的关联和意义，最基本的形式其实就是儿童理解生命的方式。不同年龄的儿童表达灵性意识的方法不同，比如学龄儿童（7 ~ 12岁）开始考虑对与错，将个体与惯例结合在一起，同时把外界的解释当作事实；而青春期儿童（13 ~ 17岁）寻求生命的意义、目的、希望以及价值，开始把内在的解释当作事实，挑战与权威的关系。灵性是和生命中经历的恐惧和不确定性紧密相连的。对于大多数患儿和父母而言，严重的疾病自然会增加害怕、愤怒和责怪的想法，从而更愿意去寻求生命的意义。灵性关怀可以帮助患儿表达自己的思想，帮助父母准备如何回答孩子的问题，在临终时带来希望和舒适，多学科团队的照护可以提供表达信仰、价值、希望和恐惧的途径，引导家庭决策，舒缓悲伤。

4. 临终关怀

生命的最后阶段是经历更大痛苦的高危阶段。对于一些患儿和他们的家庭而言，疾病的重创和恶劣的生活质量已经让他们失去了生存的意义。在这种情况下，家庭通常会停止维持生命的治疗，而寻求减轻痛苦的方法。这一阶段的关怀就是要确保患儿的舒适，使家庭可以更有质量地与孩子尽可能长时间的相守，包括如何镇痛，是否选择侵入性治疗或操作，是否继续维持生命的治疗，是否进行补液或静脉营养等细节的处理。当然也会有些患儿和家庭权衡利弊选择继续维持生命的治疗，但无论哪种选择，患儿和家庭经历的痛苦以及目标都是会不停改变的，所以必须要不断进行开放、诚恳的交流，反复评估来调整计划。在临终关怀中还有一个很独特的地方就是与家庭讨论和计划患儿离去的场所，72% 的家庭选择孩子在家中离世，当然第三方机构（临终关怀医院）或者医院等也是可以选择的地点，这时计划负责人和社工应该是团队中比较重要的协助指导家庭的人员。

5. 哀伤辅导

丧子之痛是父母最深的痛，丧子的父母认为孩子的离去就好像自己的一部分也已经失去了，无法度过悲伤的父母会增加长期精神和身体疾患的风险。有研究显示，丧亲之痛至少持续半年以上，在丧子后的 4 ~ 9 年仍然有 26% 的父母无法度过悲伤，父亲更容易出现睡眠障碍，母亲更容易出现身体不适，更易请病假。舒缓治疗可以提供社会资源帮助丧亲的父母和同胞，这些资源包括精神健康专家，牧师和灵性支持，自助团体以及一些哀伤辅导项目。父母一般会很愿意接受和理解这样的支持，他们可以自由表达自己的情绪，对非家庭成员的倾诉或者参加一些活动可以减少隔离感。“重新学习世界”是对丧子之痛深刻的描述，多学科团队的哀伤辅导可以帮助家庭度过悲伤，重拾生活的意义。

6. 关注同胞的感受

通常一个孩子患有重病，其他的孩子会被忽视，所以要鼓励同胞表达自己的感受，包括对死亡的恐惧；可以引导他们参与到治疗过程中，包括决策讨论等；避免出于保护的想法而将同胞隔离在外。

通过以上的介绍可以看出，舒缓治疗是一项和肿瘤治疗整合在一起的整体关怀计划，需要多学科团队的支持。儿童舒缓治疗的工作在中国仍然是起步阶段，越来越多的医务人员认识到了舒缓治疗的重要性，在儿童肿瘤性疾病的治疗中整合舒缓治疗，可以有效提高患儿的生活质量，应该进一步发展使更多的患儿和家庭受益。

（周　翾）

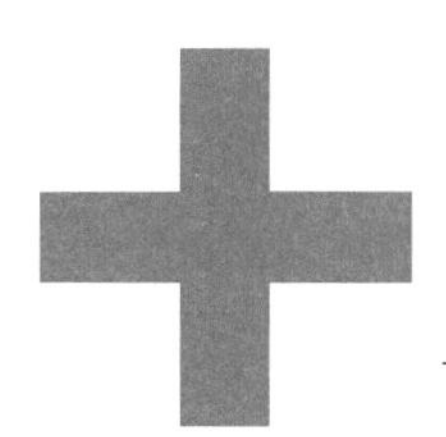

第三章 常见的儿童肿瘤

儿童肿瘤根据病理类型可分为良性肿瘤和恶性肿瘤，良性肿瘤以手术切除为主，而恶性肿瘤则以化疗、手术、放疗等综合治疗为主。儿童肿瘤根据病理类型、发病部位及分期具有不同的治疗方案及预后。

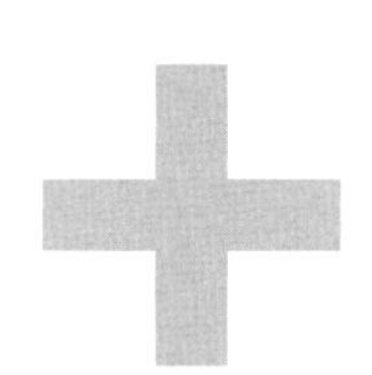

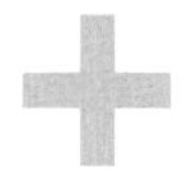

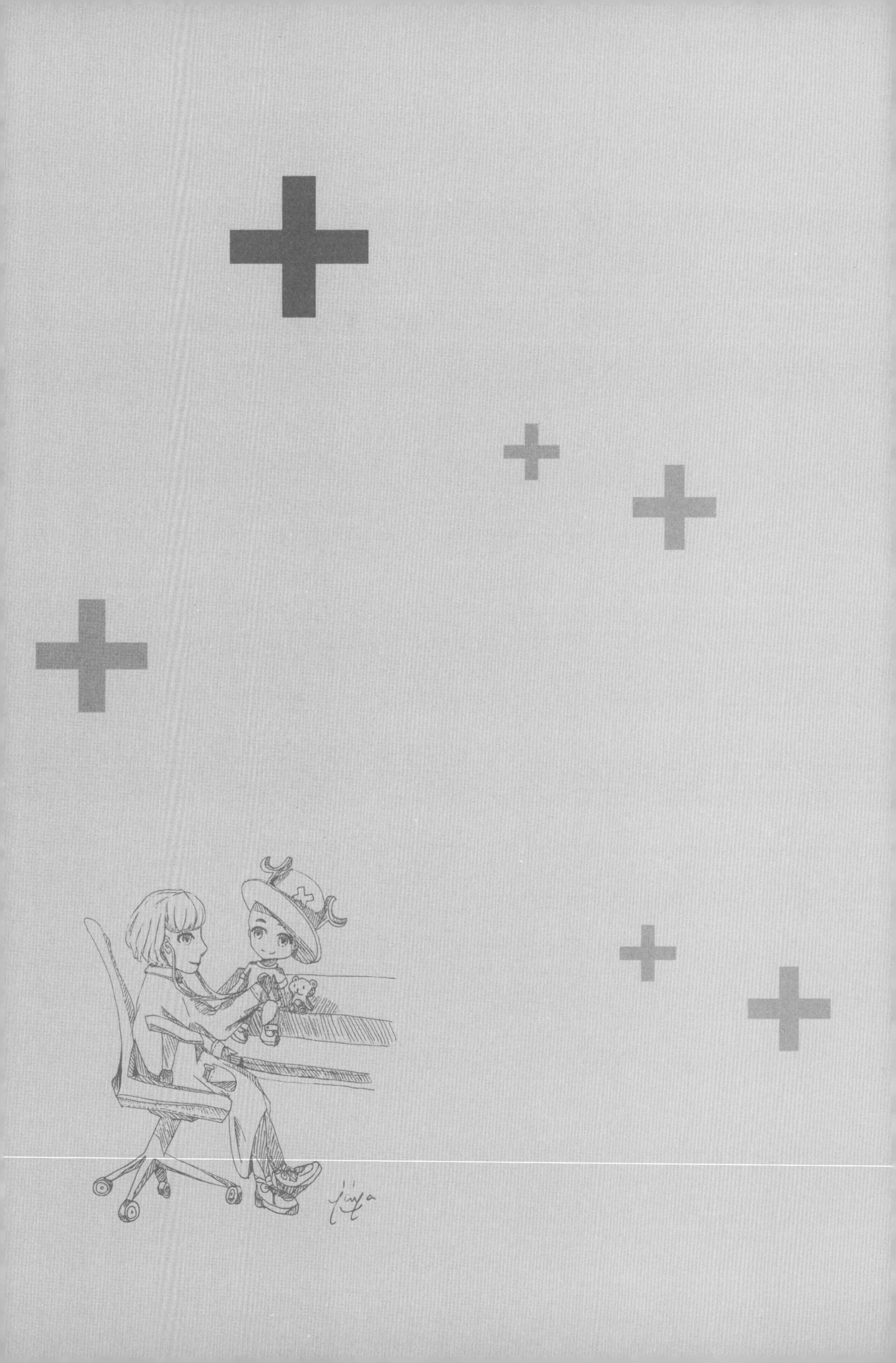

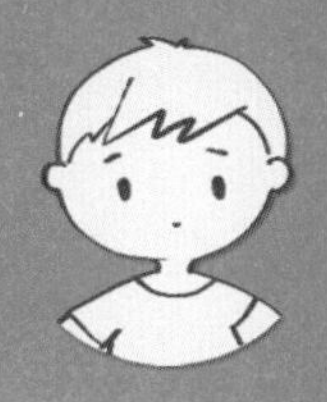

第一节　白血病

白血病是一种造血干细胞的恶性肿瘤，可累及骨髓、肝、脾、淋巴结等全身各组织和器官，主要临床症状为贫血、出血和感染。白血病的治疗方法包括化疗、放疗、骨髓移植和靶向治疗，其中化疗为主要的治疗方法，经过正规的治疗后，儿童白血病5年生存率已达到80%左右。

什么是白血病？

白血病俗称“血癌”，是儿童期最常见的恶性肿瘤，居儿童肿瘤发病的首位（30%）。儿童白血病发病率为（3～4）/10万，任何年龄均可发病，多见于2～8岁，男孩高于女孩。白血病是一种造血干细胞的恶性肿瘤，特征为骨髓内异常的白细胞（白血病细胞）弥漫性增生取代正常骨髓组织，并常侵入周围血液，使周围血内白细胞出现量和质的改变（图3–1）；白血病细胞可广泛浸润肝、脾、淋巴结等全身各组织和器官，常导致贫血、出血和感染。

白血病可分为急性和慢性，其中慢性白血病在儿童中较为少见。急性白血病又可分为淋巴细胞性和髓细胞性（或非淋巴细胞性）两种。在所有儿童白血病中急性淋巴细胞白血病最为常见。

儿童白血病有哪些特点？

儿童白血病具有两个特点：①大多是急性，恶性程度高，病情发展迅速；②

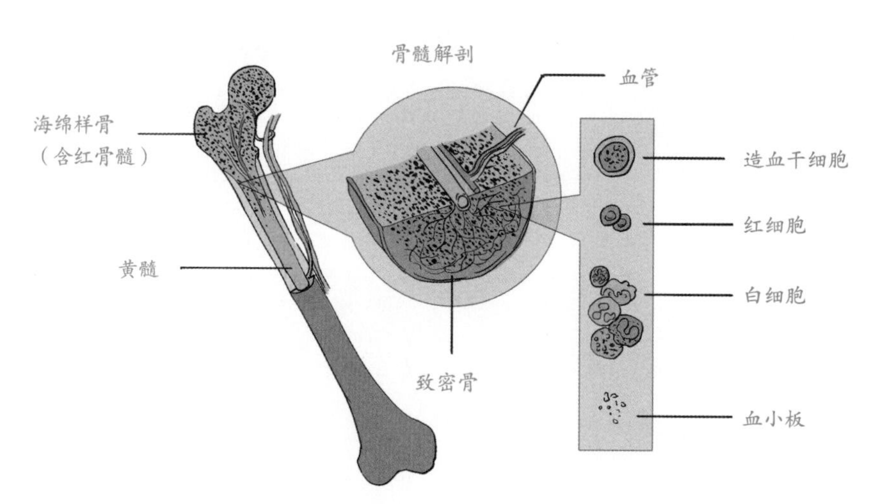

图3-1 骨髓解剖

对化学药物治疗很敏感，肿瘤细胞容易杀灭，大多数儿童白血病仅靠化疗即可治愈，对于化疗耐药的部分患儿可施行造血干细胞移植。

白血病的发生原因及对人体有何影响？

在正常的儿童中，骨髓造血干细胞逐渐分化成各类成熟造血细胞，包括淋巴样干细胞和髓样干细胞。其中淋巴样干细胞可继续分化为B淋巴细胞、T淋巴细胞和自然杀伤（NK）细胞，而髓样干细胞可继续分化为中性粒细胞、血小板、红细胞等（表3-1，图3-2）。

表3-1 各类细胞的作用

细胞名称	作用
中性粒细胞	吞噬细菌，抵御疾病
血小板	形成血凝块，阻止出血
红细胞	运输氧气或其他物质至全身
B淋巴细胞	产生抗体，帮助机体抗感染
T淋巴细胞	帮助B淋巴细胞产生抗体，帮助机体抗感染
NK细胞	杀灭肿瘤细胞和病毒

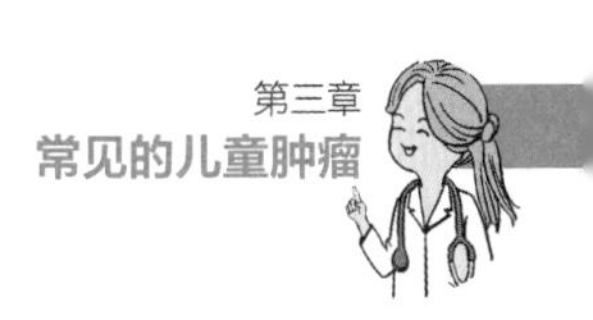

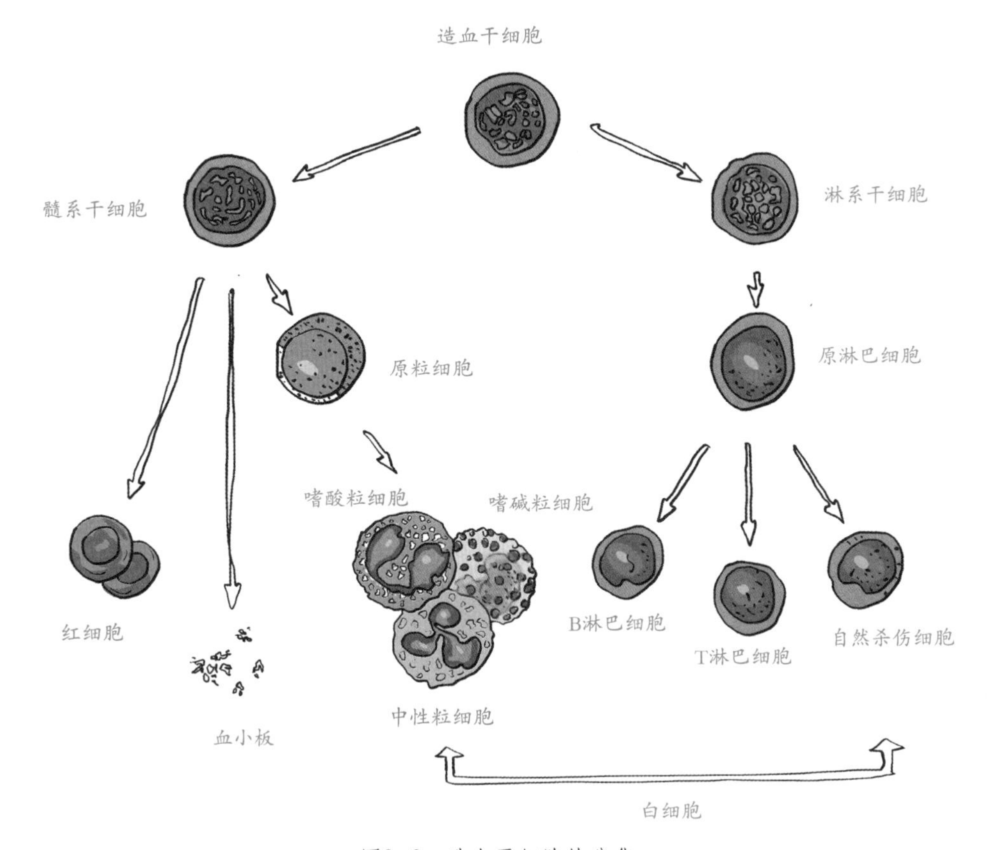

图3-2 造血干细胞的分化

而在白血病患儿中，大多数造血干细胞分化成幼稚白细胞。与正常的白细胞相比，这类细胞不具有抗感染的作用。同时，由于血液和骨髓中此类细胞的大量增长，正常的白细胞、红细胞和血小板相应减少，由此导致感染、贫血及出血。

白血病的致病因素有哪些？

白血病的致病因素分为外因和内因，主要有以下几方面。

1. 外因

外因是白血病发病不可缺少的条件。主要包括物理性因素、化学性因素和生物性因素。物理性因素包括放射线、紫外线等，长期接触可导致患病风险增高 3 ~ 10 倍。化学性因素包括劣质家具、装修材料、清洁用品、油漆、镉、沥青中含有些有害的化学物质，如氡、甲醛、苯、氨、苯乙烯、三氯乙烯和石棉等，80% 白血病与环境污染有关。生物性因素主要由病毒和细菌引起，人类白血病的病毒病因研究已有数十年历史，但至今只有成人 T 细胞白血病可以肯定是由病毒引起的。

2. 内因

主要为遗传性因素，如白血病患儿中有家族史者占 8.1%，而对照组仅 0.5%；近亲结婚人群急性淋巴细胞白血病发病率比期望值高 30 倍。而某些遗传性疾患常伴有较高的白血病发病率，如唐氏综合征[①]、范科尼贫血[②]等，但需要注意的是，白血病不是遗传性疾病。此外，免疫功能低下、抵抗力减弱、长时间精神压抑、郁闷或食谱中维生素、矿物质以及蛋白质、脂肪、糖、纤维素等缺乏或失去平衡等均易发生该病。

儿童白血病的临床表现

早期症状是孩子变懒、不爱活动、食欲减退；此后发生逐渐加重的面色苍白、骨和关节疼痛、不规则发热、乏力、皮肤和牙龈出血等；最后才出现肝、脾、淋巴结肿大，继发反复感染，全身衰竭、消瘦。

当孩子出现以下症状时应警惕可能是白血病早期症状：①发热：是儿童白血病最常见的首发症状；②出血：约半数以上白血病患儿伴有鼻腔、口腔、牙龈及

---

① 唐氏综合征　由于21染色体异常而引起的疾病，其表现为明显的智力滞后、特殊面容、生长发育障碍和多发畸形。

② 范科尼贫血　一种常染色体隐性遗传和（或）x-连锁隐性遗传疾病。全球发病率为0.3/10万，其临床特征为贫血、血小板计数减少、躯体畸形等。

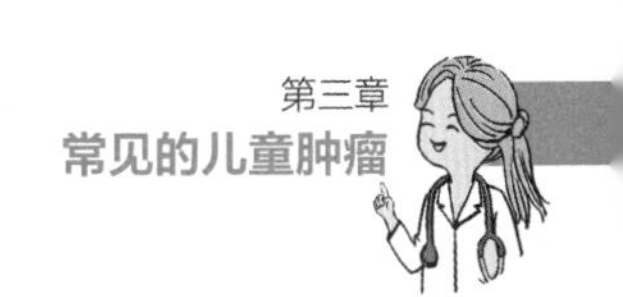

皮肤出血，严重者内脏、颅内出血，可致死；③贫血：是最常见的早期症状，可呈进行性加重；④骨或关节疼痛可为首发症状；⑤肝、脾、淋巴结肿大：急性淋巴细胞白血病患儿肝、脾、淋巴结肿大显著，慢性粒细胞性白血病患儿则脾肿大更为明显；⑥头痛、恶心、呕吐，甚至惊厥、昏迷是脑膜白血病的症状；⑦血常规异常：大多数患儿有白细胞增多，可发现异常细胞。

★小知识★

如何确诊儿童白血病?

白血病的实验室诊断有赖于以下检查手段，包括血常规、外周血涂片、骨髓穿刺（骨髓涂片、免疫表型、融合基因及染色体检查），必要时需要骨髓活检。

什么是骨髓穿刺?

常选部位有髂后上棘、髂前上棘或胸骨（小于 1 岁患儿选取胫骨），插入细针抽取骨髓并进行骨髓涂片、免疫表型、融合基因及染色体检查等检查。在穿刺前，医生会对穿刺部位进行局部麻醉。穿刺结束后，穿刺点黏附无菌敷贴，需要注意 3 天内不宜清洗穿刺部位（图 3–3）。

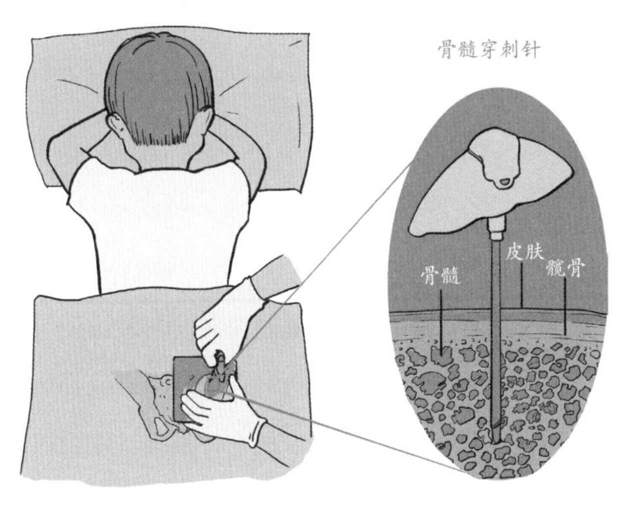

图3–3 骨髓穿刺

白血病治疗方法有哪些？

白血病的治疗方法包括化疗、放疗、骨髓移植和靶向治疗，其中化疗为主要的治疗方法。大多数白血病患儿完全可以用化疗治愈，只有少数高危型的急性白血病、反复复发或不能缓解的患儿，才有必要进行骨髓移植。

白血病的化疗方案根据患儿年龄、外周血白细胞数、染色体融合基因是否异常、早期治疗反应、是否存在白血病中枢或睾丸的浸润等因素，分为低危组、中危组和高危组等（根据不同的治疗方案），根据不同危险度进行治疗。整个治疗周期主要分为以下几个部分：诱导治疗、巩固治疗和维持治疗。①诱导治疗为第一个治疗阶段，该阶段的主要目的是杀死外周血和骨髓的白血病细胞，从而达到缓解的状态。②巩固治疗为第二个治疗阶段，当患儿疾病缓解后开始，该阶段的目的是杀死体内其他部位残存的白血病细胞，防止疾病的复发。③维持治疗为第三个治疗阶段，该阶段的目的是杀死体内任何残留的白血病细胞，防止疾病的进展或复发，通常该阶段所给的化疗药物剂量低于诱导阶段和巩固阶段，多以在家服用口服药物为主。

放疗多用于有中枢浸润的白血病患儿以及骨髓移植前。

儿童白血病的疗效如何？

许多人认为肿瘤是老年病，小儿是不会患恶性肿瘤的，也有人认为肿瘤儿童即使治疗也活不到成年，最后只会落得人财两空，所以不少家长得知孩子患了白血病后选择放弃治疗。其实儿童白血病的治愈率远远好于成人，随着新药的出现、化疗方案的优化、放疗的改进以及医学的飞速发展，儿童白血病治愈率迅速提高。在 1960 年全世界儿童白血病基本上无法治愈，1990 年儿童急性淋巴细胞白血病治愈率已达 70% ~ 80%，2006 年发达国家的急性淋巴细胞白血病 5 年治愈率已达到 90%，在我国一些大的、规范的儿童白血病治疗中心，儿童急性淋巴细胞白

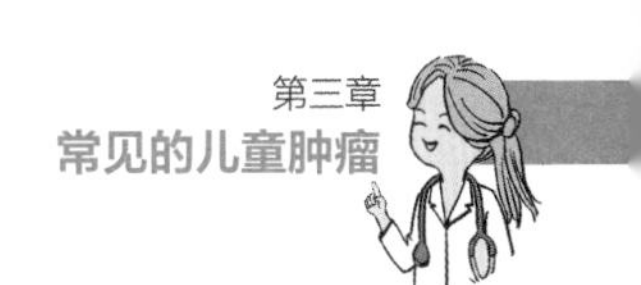

血病的 5 年生存率也已达到 80% 左右。有家长曾问偏方能治好白血病吗？这里我们告诉大家，偏方治病只是碰运气，即使短期之内达到缓解也会很快复发。所以要相信科学治病，及时发现、及早到正规医院治疗，千万不要随意放弃生命的呼唤。

影响白血病的预后因素有哪些？

有以下几个因素会影响白血病的预后：诱导治疗后幼稚白细胞下降的程度及时间（对初期治疗的反应）；诊断时的年龄、性别、种族，如年龄小于 1 岁的白血病患儿预后较差；白血病的类型，如急性 T 淋巴细胞白血病的预后较急性 B 淋巴细胞白血病差；患儿初诊时是否有染色体或基因的异常；患儿是否合并有唐氏综合征；脑脊液中是否发现肿瘤细胞；患儿诊断时和治疗中的一般情况。

室内环境与儿童白血病有什么关系？

目前室内污染问题存在几个误区：

（1）没气味就没有威胁？没闻到异味不代表房间没有空气污染；当你闻到异味时，家里的甲醛含量可能已经超过 5 倍了，而超过 10 倍孩子易患白血病。

（2）老房子没污染吗？其实 20 世纪的许多房子使用花岗岩铺地贴墙，其放射性物质也会损害健康，因甲醛释放期长达 3 ～ 15 年。

（3）外国货是否更好？其实污染是否超标与国货、洋货无必然联系。

因此我们建议：

（1）注意室内空气，多开门窗通风，特别是新装修的居室，最好开窗通风 1 ～ 3 个月再入住。

（2）在装修新房、购买家具时要严把材料关。

（3）香烟也是室内甲醛的主要污染源之一，不要吸烟，特别是有孩子的家庭，因为被动吸烟也是导致儿童白血病的一个重要原因。

（4）在室内种植植物如吊兰等，既美观又能很好地改善室内空气质量。

（袁晓军　汤梦婕）

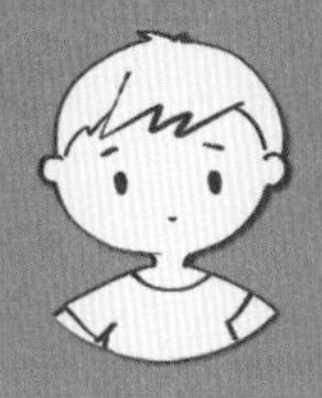

第二节　恶性淋巴瘤

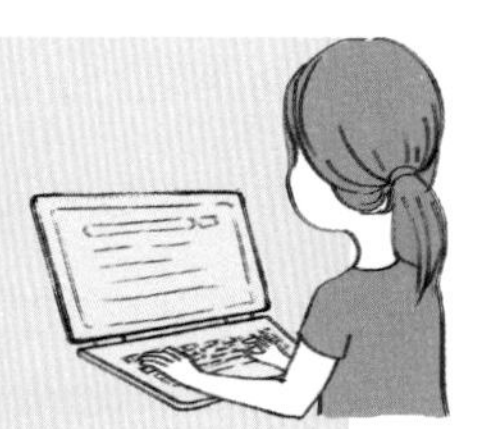

淋巴瘤是起源于人体淋巴造血系统的一种恶性肿瘤，主要表现为淋巴结无痛性肿大，也可伴有发热、盗汗和体重减轻等全身症状。目前淋巴瘤的最主要治疗方法是化疗，随着治疗效果的持续改善，目前越来越多的淋巴瘤患儿达到长期无病生存。

淋巴瘤是起源于人体淋巴造血系统的一种恶性肿瘤，以首次发现该疾病的英国医生托马斯 · 霍奇金命名，主要表现为淋巴结无痛性肿大，淋巴瘤可以累及全身各组织器官，常伴有发热、盗汗和体重减轻等全身症状。根据肿瘤病理组织类型一般分为霍奇金淋巴瘤（HL）和非霍奇金淋巴瘤（NHL）两大类。随着医学技术的进步，目前很多类型的淋巴瘤经过规范治疗可以达到长期无病生存。

什么是淋巴系统？

为了解淋巴瘤，我们需要首先熟悉人体的淋巴系统。淋巴系统是人体免疫系统的一部分，能够帮助人体抵抗感染和其他疾病，同时有助于体内液体的流动。淋巴系统主要由淋巴组织、淋巴液和淋巴管组成，其中淋巴组织包括淋巴结和人体免疫、造血系统的相关器官；淋巴液是一种在淋巴系统内循环流动的透明液体，能够从组织、淋巴细胞以及其他免疫细胞中带走废弃产物和多余液体；淋巴管是一种类似于血管的小管，淋巴液通过它运输到淋巴系统的不同部位。

淋巴组织主要由淋巴细胞（白细胞的一种）组成。其中包括两种主要的淋巴细胞：B 淋巴细胞（B 细胞）和 T 淋巴细胞（T 细胞）。正常 T 细胞和 B 细胞各司其职。B 细胞通过产生抗体来帮助保护人体抵御病原体（细菌或病毒），抗体黏附于病原体上以此作为标记，进而免疫系统的其他成分会来破坏这一标记。不同类型的 T 细胞则有不同的功能。有一些 T 细胞直接破坏那些被病毒、真菌或细菌感染的细胞，还有一些 T 细胞的功能是增加或降低其他免疫细胞的活性。

B 细胞和 T 细胞都有可能转变成为淋巴瘤细胞，这主要基于它们转变为肿瘤细胞时的细胞成熟情况。淋巴瘤的治疗取决于它的类型，因此确定淋巴瘤的具体病理类型十分重要。因为淋巴组织存在于体内的很多部位，所以淋巴瘤可原发于体内几乎所有部位。

图 3–4 显示的是人体内的淋巴系统，淋巴组织的主要分布部位有淋巴结、脾脏、胸腺、腺样体和扁桃体、骨髓和消化道，所以这些部位也是淋巴瘤的好发部位。

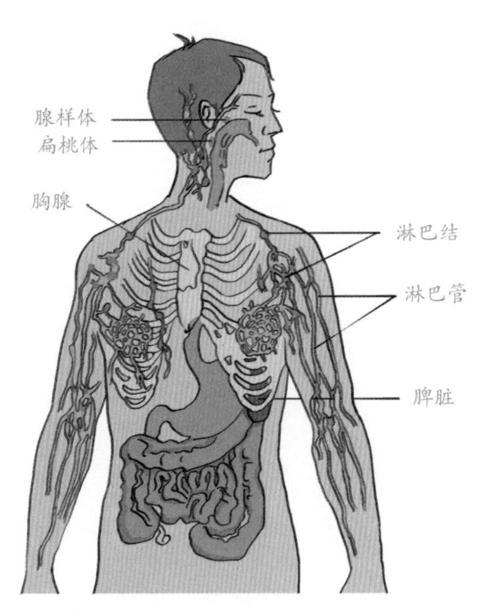

图3–4　人体的淋巴系统

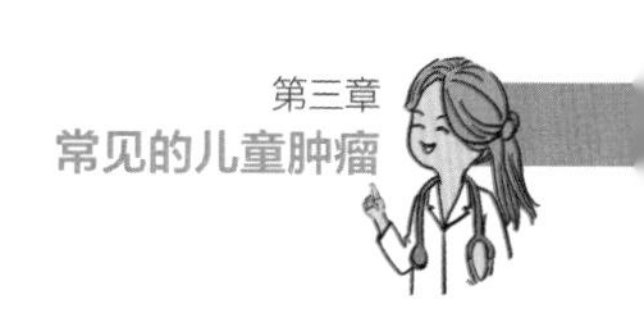

儿童淋巴瘤如何分类？

淋巴瘤主要分为霍奇金淋巴瘤和非霍奇金淋巴瘤。霍奇金淋巴瘤在儿童淋巴瘤中比例约占 10%，经典霍奇金淋巴瘤可分为 4 种组织学类型：淋巴细胞为主型、结节硬化型、混合细胞型和淋巴细胞耗竭型。近年来 WHO 分型中增加了一种结节性淋巴细胞为主型（NLPHD），该类型在霍奇金淋巴瘤中约占 5%。我国最常见为混合细胞型，而各类型之间可以互相转化（图 3–5）。

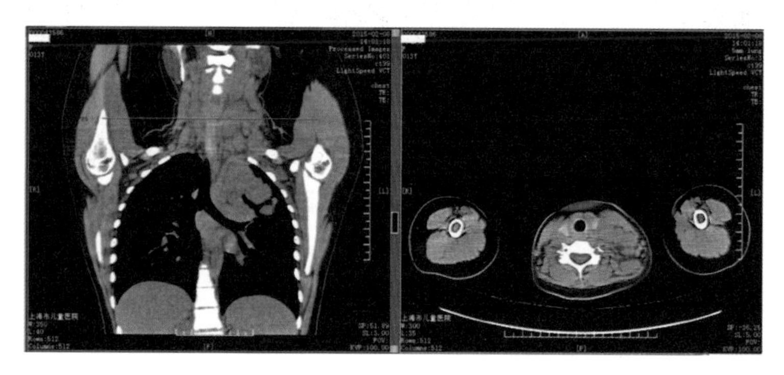

图3–5 霍奇金淋巴瘤（颈部淋巴结明显肿大）

儿童非霍奇金淋巴瘤最常见的类型和成人淋巴瘤类型不同，成人非霍奇金淋巴瘤病理类型有 60 余种，而儿童绝大多数非霍奇金淋巴瘤都属于以下这三大类：淋巴母细胞淋巴瘤、伯基特（Burkitt）淋巴瘤和大细胞淋巴瘤。这三类淋巴瘤都是恶性程度高（生长较快）并且易转移的。由于它们的治疗方案不同，因此将他们进行明确区分显得十分重要。至于其他类型的非霍奇金淋巴瘤，由于在儿童较为罕见，因此不进行详述。

淋巴母细胞淋巴瘤占儿童非霍奇金淋巴瘤的 25% ~ 30%，多见于青少年。男孩发病率是女孩的 2 倍。该类型肿瘤细胞属于非常幼稚的淋巴细胞，被称为淋巴母细胞。它们和急性淋巴细胞白血病的肿瘤细胞相似。事实上，如果骨髓里有 25% 以上的淋巴母细胞，那么就可以被诊断为急性淋巴细胞白血病而不是淋巴瘤，并且按照急性淋巴细胞白血病方案治疗。大多数淋巴母细胞瘤来源于 T 细胞，被称为前体 T 淋巴母细胞淋巴瘤。它们通常来源于胸腺，在胸骨后和气管前形成肿块（图 3-6），易导致呼吸困难（常是淋巴母细胞淋巴瘤的首发症状）。

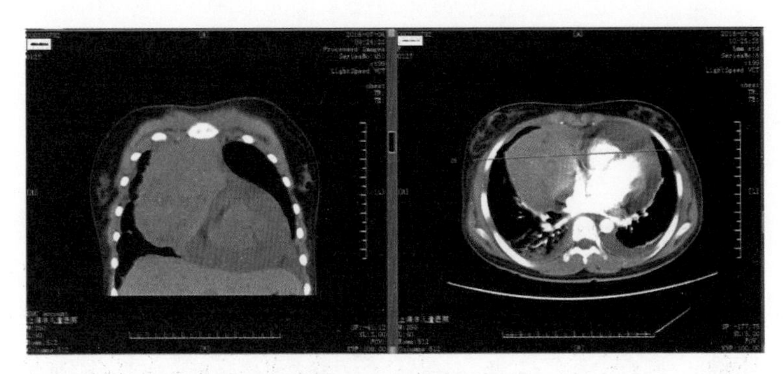

图3-6　纵隔来源的淋巴母细胞淋巴瘤

此外，这一类型淋巴瘤还可以来源于扁桃体、颈部或其他部位的淋巴结。它们会迅速转移到骨髓、其他淋巴结、大脑皮质以及胸膜和心包膜。有一小部分的淋巴母细胞淋巴瘤来源于 B 细胞（被称为前体 B 淋巴母细胞淋巴瘤）。它们通常来源于胸腺以外的淋巴结，尤其多见于颈部淋巴结。也有一些来源于皮肤和骨骼。淋巴母细胞淋巴瘤进展十分迅速，经常影响到呼吸，因此诊断和治疗都需要十分迅速。

伯基特淋巴瘤以最先在非洲儿童身上发现它的医生名字命名。在非洲一些地方，几乎所有的儿童淋巴瘤都是伯基特淋巴瘤。该类型的淋巴瘤在非洲儿童中通常来源于腭部或其他面部骨骼。在世界上的其他地方，伯基特淋巴瘤通常来源于腹部（图 3-7），可在腹部形成巨大肿块，有时会引起肠梗阻，肿块还会引起腹痛、恶心、呕吐。伯基特淋巴瘤有时还来源于颈部或扁桃体，很少见于身体的其他部位。

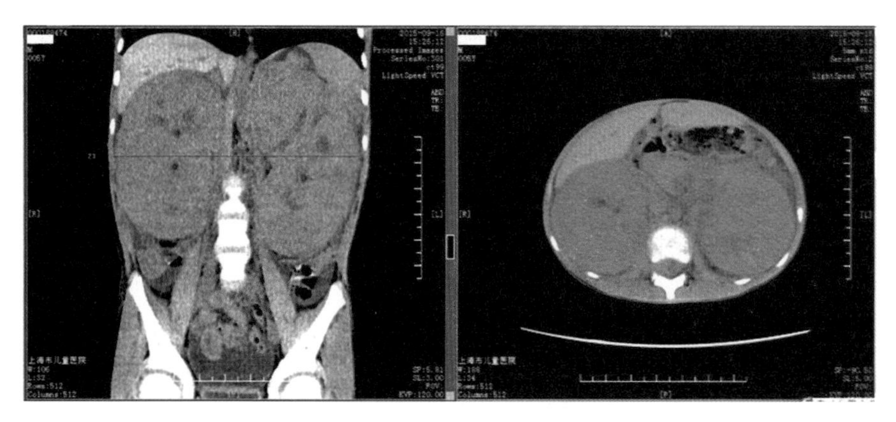

图3-7 伯基特淋巴瘤（双肾浸润为主）

在美国，伯基特淋巴瘤占儿童非霍奇金淋巴瘤的 40%，多见于男孩，尤其是年龄在 5 ~ 10 岁。伯基特淋巴瘤有一亚类（有时被称为伯基特样淋巴瘤）具有弥漫大 B 细胞淋巴瘤的一些类似的特点，但按照伯基特淋巴瘤的方案治疗。

大细胞淋巴瘤来源于更加成熟的 T 细胞或 B 细胞，可以发生于身体的任何部位。它们通常不会转移到骨髓或大脑，也不像其他儿童淋巴瘤生长的那么快。这一类型的淋巴瘤倾向于发生在年长儿童和青少年，主要包括两大类型：间变大细胞淋巴瘤（ALCL）和弥漫大 B 细胞淋巴瘤。间变大细胞淋巴瘤约占儿童非霍奇金淋巴瘤的 10%，通常来源于成熟 T 细胞。它可能原发于颈部或其他部位的淋巴结，也可能原发于皮肤、肺、骨、消化道或其他器官。弥漫大 B 细胞淋巴瘤约占儿童淋巴瘤的 15%。正如命名所示，它来源于 B 细胞，通常是长在纵隔的巨大肿块，被称为原发性纵隔 B 细胞淋巴瘤。但是它们有时也会长在颈部或腹部的淋巴组织、骨骼等其他部位。这两种大细胞淋巴瘤的治疗方案基本相同，不过弥漫大 B 细胞淋巴瘤的治愈率稍高。

儿童淋巴瘤的发病率有多少？

淋巴瘤在儿童恶性肿瘤中约占 10%，其中 90% 为非霍奇金淋巴瘤。在美国每年约有500例14岁以下儿童被诊断为淋巴瘤，且大多数为非霍奇金淋巴瘤。非霍奇金淋巴瘤在男孩中的发病率是女孩的2～3倍，在白人儿童的发病率明显高于黑人儿童。总体上其发病率随着儿童年龄增长而增长。它可以发生在任何年龄段，但是在3岁以下儿童比较少见。

儿童淋巴瘤的危险因素有哪些?

首先看一下儿童非霍奇金淋巴瘤的危险因素有哪些？生活方式相关因素在很多成人肿瘤中扮演重要角色，例如体重、活动方式、饮食习惯和吸烟，但这些因素需要很多年才有致肿瘤风险，对儿童淋巴瘤不会有太大影响。

大多数儿童非霍奇金淋巴瘤没有任何已知可逆转的危险因素。淋巴瘤常见于年长儿童，并且在男孩和白人中更常见，这些年龄、性别和种族差异的发病机制尚不清楚。一些免疫系统疾病与儿童淋巴瘤的高风险相关，尤其一些遗传综合征会导致儿童出生时免疫系统异常。随着严重感染风险的增加，这些儿童发展成为淋巴瘤以及其他肿瘤的风险也随之增加，这些综合征包括重症联合免疫缺陷综合征（SCID）、常见变异型免疫缺陷病和威斯科特－奥尔德里奇综合征等。接受器官移植的儿童，由于接受药物治疗抑制免疫系统来预防移植器官的免疫排斥反应，使得这些儿童感染EB病毒后患淋巴瘤的危险性会升高。HIV病毒感染、放疗和其他辐射暴露均能增加淋巴瘤患病概率。

一些研究表明有非霍奇金淋巴瘤家族史可能会增加淋巴瘤的风险。高龄母亲的儿童淋巴瘤风险也可能更高。这些结果有待更多研究验证，这些风险即使有，概率也很小。

儿童淋巴瘤有哪些临床表现及诊断方法?

淋巴瘤患儿有各种各样临床表现，具体和肿瘤的发病部位有关，少部分患儿

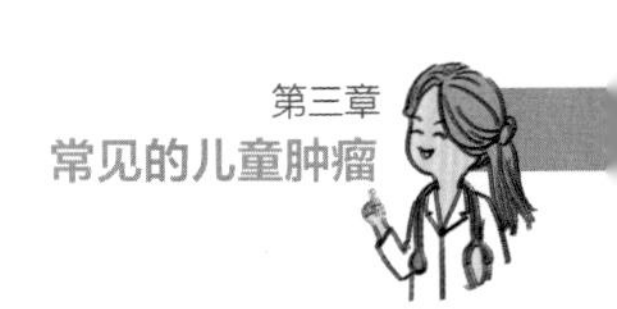

可以没有任何不适症状，直到出现巨大肿瘤的压迫症状。大部分患儿可能出现乏力、食欲缺乏、体重下降、发热、夜间盗汗和淋巴结肿大等临床表现。

淋巴瘤浸润纵隔时可以出现咳嗽、胸痛，甚至呼吸困难，伴有胸腔积液的患儿症状更加明显。肿瘤浸润腹腔时可能出现腹痛、腹胀，回盲部的淋巴瘤经常误诊为阑尾炎，有部分患儿则表现为肠梗阻，伴有大量腹水的患儿往往有腹壁浅表静脉显露，甚至脐膨出，偶见有双肾浸润为主的患儿以少尿和高血压等类似肾炎表现来初次就诊。肿瘤浸润骨骼时，患儿可以表现为骨骼疼痛，骨髓浸润的患儿可以出现外周血象的一系或多系改变。

★小知识★

以上一个或多个症状和体征的出现不是诊断淋巴瘤的金标准，临床上许多疾病都可以出现类似表现，所以需要及时就诊，以便尽早得到规范诊断和治疗。淋巴瘤的诊断需要依靠手术后的病理检查，手术可以是针刺活检，也可以是手术活检或完全切除，通过术后病理组织的形态学、免疫组化和基因分析等检测，最后得到疾病的具体类型。部分患儿病情危重不适宜手术时，通过胸水、腹水或骨髓的形态学和流式细胞术等检测也能得到确诊。

儿童淋巴瘤的治疗原则是什么？

患儿肿瘤组织的病理类型一旦得到明确，建议尽早开始规范治疗，但在治疗前务必完善不同部位的 CT、MRI 或 PET-CT 等影像分期检查和骨髓穿刺，以及乳酸脱氢酶和血清铁蛋白等生化指标，以明确肿瘤的负荷、分期和危险度分级。

化疗仍是目前淋巴瘤的最主要治疗方法，不同病理类型、不同分期和危险度分级的淋巴瘤在治疗上有不同的化疗方案。由于儿童和成人淋巴瘤的化疗方案有一定的差异，且对预后可能有所影响，所以建议淋巴瘤患儿在儿童血液肿瘤诊治中心接受治疗。不同淋巴瘤的治疗时间从 3 个月至 2 年余不等，霍奇金淋巴瘤的治疗方案相对时间较短，药物剂量较轻，一般疗程中不进行鞘注化疗。B 细胞非霍奇金淋巴瘤一般采用大剂量、短时间的脉冲式化疗，而 T 细胞非霍奇金淋巴瘤一般采用类似急性淋巴细胞白血病的化疗方案，治疗时间长达 2 年余，其中有较长时间的维持化疗，非霍奇金淋巴瘤均需要进行次数不等的鞘注化疗。

对于广泛转移的淋巴瘤，在化疗完成后可以考虑进行自体或异体造血干细胞移植治疗，以提高疗效。而对于部分霍奇金淋巴瘤和颅内转移的非霍奇金淋巴瘤等患儿可以考虑进行放疗。复发或难治性的淋巴瘤患儿可以考虑进行目前尚在探索的新药治疗。

儿童淋巴瘤的预后怎样？

目前，大多数类型的儿童淋巴瘤都有较好的疗效，淋巴瘤的预后与病理类型、发病部位及肿瘤大小等因素都有关。美国的儿童肿瘤协作组统计发现，在近年接受治疗的淋巴瘤患儿中，Ⅰ期和Ⅱ期的霍奇金淋巴瘤和非霍奇金淋巴瘤患儿 5 年生存率约 90%，Ⅲ期和Ⅳ期的霍奇金淋巴瘤分别约为 80% 和 65%，Ⅲ期和Ⅳ期的淋巴母细胞淋巴瘤患儿无病生存率约近 80%；而Ⅲ期和Ⅳ期的 B 细胞淋巴瘤患儿无病生存率也超过 80%；间变大细胞淋巴瘤的疗效相对稍差，长期无病生存率为 70% ~ 80%。

儿童淋巴瘤的长期生存质量

随着治疗效果的持续改善，目前越来越多的淋巴瘤患儿获得长期无病生存。不同类型的淋巴瘤由于治疗方案不同，所表现出来的长期不良反应也不同。大多数患儿在随后的生长发育中未见显著的异常，但有小部分患儿可能会出现药物相关的心肺功能损害、骨骼功能受损、认知功能障碍，甚至偶有第二肿瘤的发生。

（叶启东）

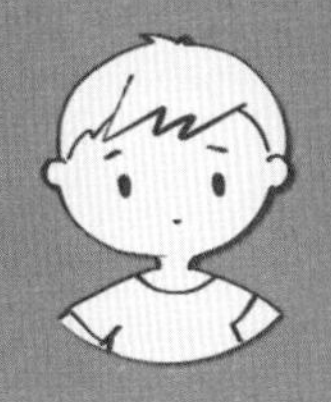

第三节 脑肿瘤

儿童脑肿瘤种类繁多，病理类型复杂，可发生于各个年龄段，其中星形细胞瘤、髓母细胞瘤、室管膜瘤等肿瘤亚型占多数。儿童脑肿瘤的治疗与成人不同，总体来说仍是手术、放疗和化疗，但目前我国儿童脑肿瘤的整体预后较差。

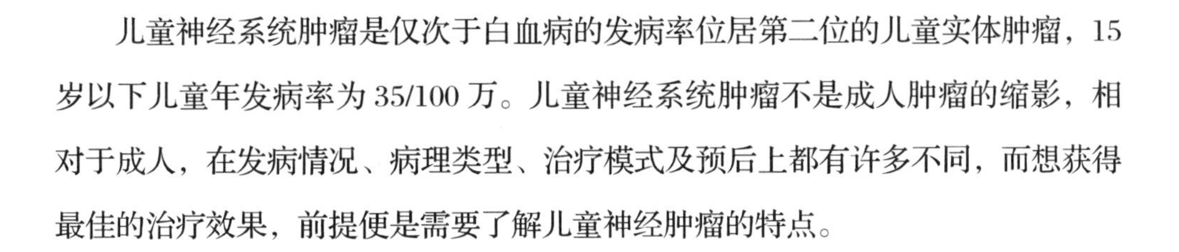

儿童神经系统肿瘤是仅次于白血病的发病率位居第二位的儿童实体肿瘤，15岁以下儿童年发病率为35/100万。儿童神经系统肿瘤不是成人肿瘤的缩影，相对于成人，在发病情况、病理类型、治疗模式及预后上都有许多不同，而想获得最佳的治疗效果，前提便是需要了解儿童神经肿瘤的特点。

什么是脑肿瘤？

脑肿瘤的范围较广，从发病原因上分为原发性脑肿瘤和继发性脑肿瘤，继发性肿瘤多由其他部位恶性肿瘤转移而来，本节我们主要讨论原发性脑肿瘤（简称脑肿瘤）。脑肿瘤包括有多个种类，病理类型复杂，且预后差异甚大，可发生于各个年龄段，胎儿期亦可发生。多数学者认为儿童脑肿瘤好发于10岁以前，更有人指出高发年龄为5 ~ 8岁，此年龄段之前随年龄增加而发病率增高，此年龄段之后随年龄增加而发病率降低，男孩稍多于女孩。对于大部分肿瘤而言，发病原因尚不明，少于10%的病例与遗传基因综合征有关，也有部分肿瘤与化学物质的致癌作用、致癌病毒如乳头状瘤病毒的致癌性有关，有的在接受放疗后诱发另一种肿瘤发生，近年来细胞遗传学及基因研究发现部分脑肿瘤存在基因突变。

常见的儿童脑肿瘤有哪些？

儿童脑肿瘤的组织学类型与成人有明显不同。脑膜瘤、神经鞘瘤等在成人高发的良性颅内肿瘤，在儿童期发病率却极低。相对良性的毛细胞星形细胞瘤多见于儿童，并好发于小脑或视神经。髓母细胞瘤在成人恶性脑肿瘤中仅占 2%，在儿童期则占 20%。曾有学者对儿童脑肿瘤的发病率进行统计，结果显示儿童脑肿瘤患病率前几位的分别为：星形细胞瘤、髓母细胞瘤、室管膜瘤、颅咽管瘤、脑干胶质瘤、幕上原发神经外胚层肿瘤，其中恶性肿瘤占据大多数。

发现儿童脑肿瘤后，需要做哪些检查？

一旦确定颅内占位病变后，应尽快做一些辅助检查，对于明确诊断及鉴别诊断有很大帮助，并可进一步完善治疗前准备及必要评估（图 3–8）。

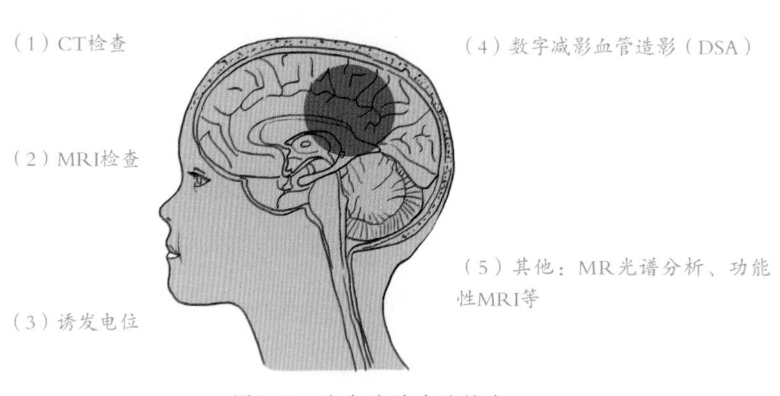

图3–8　儿童脑肿瘤的检查

（1）CT 检查　可见肿瘤的大小、位置、形态及脑组织有无水肿，不仅可以定位，而且不少肿瘤还可以定性。

（2）MRI 检查　利用人体氢质子在一定静磁场和射频场作用下产生的氢质子

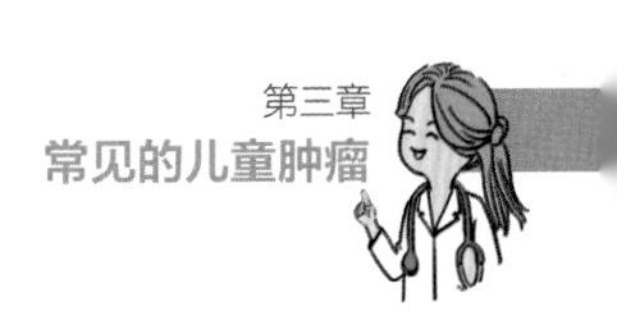

磁共振信号强弱为基础组成的图像，可以更清晰地显示周围脑结构的背景，为手术路径提供依据。

（3）诱发电位　神经组织对突然感觉刺激所引起神经元的电活动，对评估脑的功能有很大帮助，包括视觉、听觉和体感诱发电位三种。

（4）数字减影血管造影（DSA）　在儿童实性血管网状细胞瘤，了解肿瘤的供血动脉及引流静脉，其他肿瘤很少需要做此项检查。

（5）其他　MR 光谱分析、功能性 MRI 对于肿瘤与非肿瘤有较好的分辨率。PET–CT 有助于放疗后坏死组织与肿瘤复发的分辨。

儿童脑肿瘤的治疗方法有哪些？

儿童脑肿瘤的治疗与成人不同，但总体来说仍是手术、放疗和化疗。

1. 手术治疗

是多数儿童脑肿瘤的首选疗法，其目的是：①尽可能切除肿瘤，解决占位效应引起的颅压增高；②解除脑脊液循环梗阻；③明确肿瘤组织学类型，为下一步放疗或化疗提供依据。

手术方式：

（1）侧脑室 – 腹腔分流术（V–P 分流）　肿物在第三脑室梗阻室间孔，第三脑室后部梗阻导水管，后颅窝肿瘤梗阻第四脑室，均可造成脑室系统扩张及严重颅内高压。对于脑室扩张病情危重者，可先行 V–P 分流缓解症状，使手术切除变得更加安全。特别对于松果体区生殖细胞瘤，V–P 分流术后加放疗多可治愈，不必再冒手术切除风险（图 3–9）。

（2）肿瘤切除手术　显微手术已成为常规，这是颅内肿瘤手术进步的主要原因。显微镜提供放大的手术视野，肿瘤与脑组织的分界、脑神经及血管均明显清晰，可最大限度地切除肿瘤、保护正常的脑组织，但目前仍有些并发症难以避免：

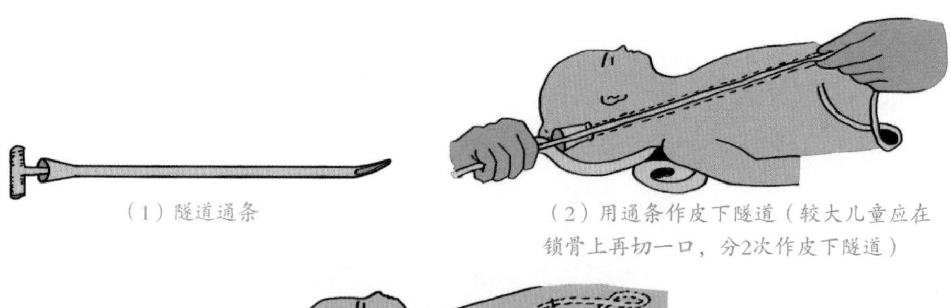
（1）隧道通条　　（2）用通条作皮下隧道（较大儿童应在锁骨上再切一口，分2次作皮下隧道）

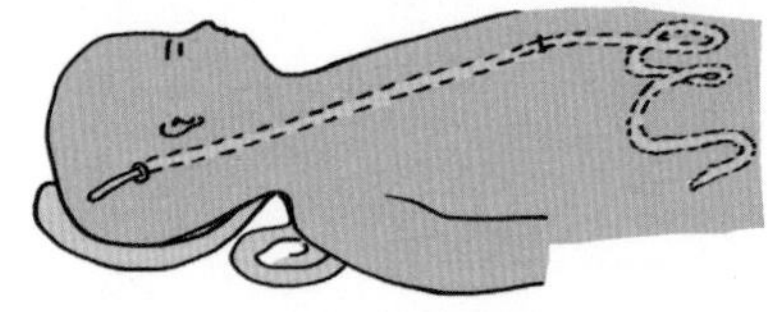
（3）分流管在皮下隧道及腹腔内的位置

图3-9　侧脑室-腹腔分流术

如术后血肿、脑神经麻痹、颅内积气、无菌性脑膜炎、术后脑积水、脑干及下丘脑损伤、颅内感染、术后脑水肿等。

2. **放射治疗**

是针对不能完全切除的肿瘤，或作为恶性肿瘤的重要辅助治疗，一般可明显延长生存期，有些甚至可以治愈。放射治疗是利用正常组织细胞与肿瘤细胞对放射线敏感性的不同而进行的，细胞生长越旺盛，核分裂活跃，其被杀伤性越强，所以恶性肿瘤更容易被杀死。例如髓母细胞瘤，对于放疗极为敏感，单纯手术不放疗的患儿多数在2年内复发，而放疗的加入使该病的5年生存率可达60%以上，但婴幼儿对于放射耐受性较差，且存在并发症及后遗症的问题，可能影响患儿的生长发育及智力。

3. **化学治疗**

应用于不适于放疗的婴幼儿恶性颅内肿瘤及肿瘤术后，可与放疗协同进行，并可作为髓母细胞瘤术前或术后、脑室内或脊髓有散播者的首选。

上述三种方法是目前脑肿瘤治疗的主要手段，但每种方案均存在一定的限制，因此在实际的治疗过程中，要根据具体的病理类型及分期选择个体化的治疗方案。

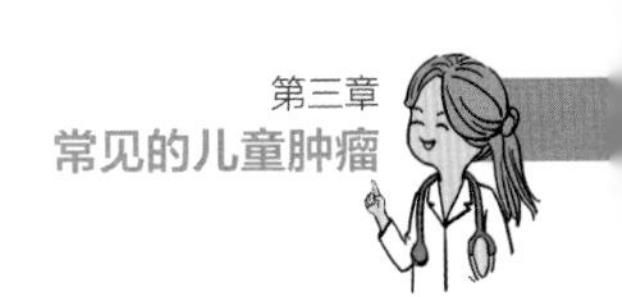

儿童脑肿瘤的治疗效果

儿童脑肿瘤的整体预后较成人差。由于病理类型以恶性居多，肿瘤多生长于重要部位，如下丘脑、脑干等，手术完全切除的难度很大，故相对于良性肿瘤较多的成人而言总体治疗效果较差，但高度恶性的儿童髓母细胞瘤的临床治疗效果良好，国外 5 年生存率可达 70% 以上。需要指出的是，对于儿童来讲，5 年的生存率评价是不够的，对于一位年过古稀的老人，治疗后达 5 年生存是一个很好的结果；但对于一名孩童，5 年甚至 10 年后仍是一名未成年人，所以对于儿童脑肿瘤的治疗，治愈才是最高境界，如目前部分髓母细胞瘤患儿已达到治愈。需要强调的是，每一种病理类型的肿瘤、每一个分期的肿瘤其预后都有着极大的差异，病理类型越好、肿瘤分期越早，其治愈率相对越高，早期发现和及时治疗，不单对于脑肿瘤，对于全身各部分肿瘤的治疗都极为关键。

因此，大家不必谈瘤色变，做好孩子的健康查体，观察孩子各种异常的细节，及早发现问题、早期筛查，做到早发现、早诊断，为规范治疗争取时间，才能为孩子的明天争取更多的希望。同时，由于儿童心理发育不成熟，对肿瘤的认识度不高，没有过多的心理负担，并且儿童正处在生长发育期，治疗后身体恢复较快，这也是影响儿童肿瘤治愈率的一个有利方面。

（武玉睿）

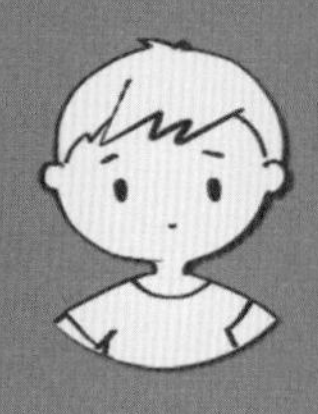

第四节 神经母细胞瘤

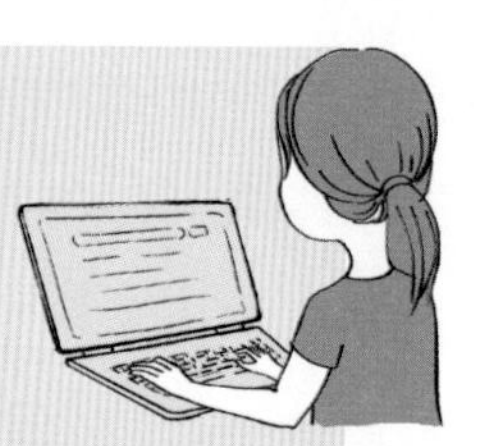

神经母细胞瘤是起源于交感神经系统的恶性实体肿瘤，早期并无明显症状，经常在其他疾病诊疗过程中“意外”发现肿瘤病灶，或者是患儿家长无意间触及肿物。神经母细胞瘤的治疗根据不同的危险度进行分组治疗，主要包括手术、化疗、放疗、造血干细胞移植等综合治疗。

什么是神经母细胞瘤?

不同于大众所熟知的白血病、淋巴瘤等血液系统肿瘤，神经母细胞瘤是起源于交感神经系统的恶性实体肿瘤，根据病理类型不同又分为神经母细胞瘤、节细胞性神经母细胞瘤。与这些恶性肿瘤相对应的是一种良性肿瘤，即神经节细胞瘤或者节细胞神经瘤，组织起源相同，但分化成熟，治疗上一般只需要手术切除而不用放疗和化疗。本节重点介绍神经母细胞瘤和节细胞性神经母细胞瘤的发生部位、临床表现、组织病理学表现和生物学特点。

神经母细胞瘤的发病情况如何?

大多数神经母细胞瘤发生于儿童，患儿诊断时的中位年龄[①]为17.3个月，

① 中位年龄指将全体人口按年龄大小的自然顺序排列时居于中间位置的人的年龄数值，中位年龄将总人口分为两半，一半在中位数以上，一半在中位数以下，反映了人口年龄的分布状况和集中趋势。

40% 的患儿在 1 岁之前即被确诊，80% ~ 90% 的肿瘤在 5 岁前被发现，随年龄增大其发病率逐渐降低。神经母细胞瘤是最常见的儿童颅外实体肿瘤，位列儿童恶性肿瘤发病率的第四位，排在白血病、脑肿瘤和淋巴瘤之后。近年来，随着超声检查技术的提高和普及，一些没有症状的病例被检查出来。如许多孩子就因为偶然肚子疼，去医院进行 B 超检查，结果发现竟然长了肿瘤；甚至一些孕妇在产前检查时即发现胎儿体内长了肿瘤。

神经母细胞瘤是如何发生的？如何预防？

目前的科学研究还不清楚神经母细胞瘤确切的发病机制，但科学家发现，部分染色体、基因等异常可能与神经母细胞瘤发生发展相关，这些基因突变既可能由父母遗传而来，也可能是患儿本身发生变异。虽然这些分子生物学机制可能与肿瘤发生有关，但目前还无法通过父母或者儿童的样本检测来准确预测神经母细胞瘤的发生风险。另外，由于本病发病年龄小、甚至出生前即被检查发现，提示患儿母亲孕前或妊娠期环境事件（如暴露于某些药物、性激素制品、接触放射性及化工产品、孕母患有妊娠期糖尿病等）可能会增加患儿发病风险；但也有研究发现，孕期服用叶酸等维生素类药物可能会通过促进胎儿神经系统发育而降低神经母细胞瘤的发生概率。

神经母细胞瘤的发病机制尚不清楚，因此也没有准确而有效的预防方法。现阶段我国的肿瘤病例大多发现太晚，以中、晚期肿瘤为主，治疗起来十分困难，效果也往往不好。因此，早期诊断和早期治疗是一项十分迫切的任务，这既需要广大父母和妇幼卫生工作者提高对儿童肿瘤的警惕，做到早期发现，也需要儿科医生提高对本病的认识，做到及时诊断、早期治疗。

神经母细胞瘤是否会遗传?

临床上大多数的神经母细胞瘤是散发性的，与遗传及环境因素相关。另外，有 1% ~ 2% 的病例存在神经母细胞瘤家族史，这类肿瘤可能与遗传因素密切相关，并且呈现出与常见的散发性肿瘤不同的临床特点，如患儿发病年龄早（遗传性与散发性病例平均发病年龄分别为 9 个月与 17 个月）；病变累及范围广泛，大部分患儿有双侧肾上腺或多灶性病变；早期发生播散转移等。而由于神经母细胞瘤长期存活的例数较少，并且放疗、化疗等可导致生育能力受损，所以其后代的患病风险到目前为止还难以确定。

神经母细胞瘤的遗传规律尚不完全清楚，但比较明确的是，同胞共患神经母细胞瘤的机会极少，美国资料显示其概率在 1% 以下，这可以为患儿父母决策再次生育时提供参考。

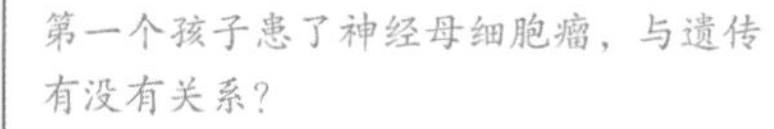

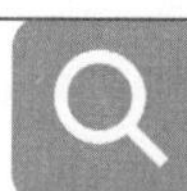

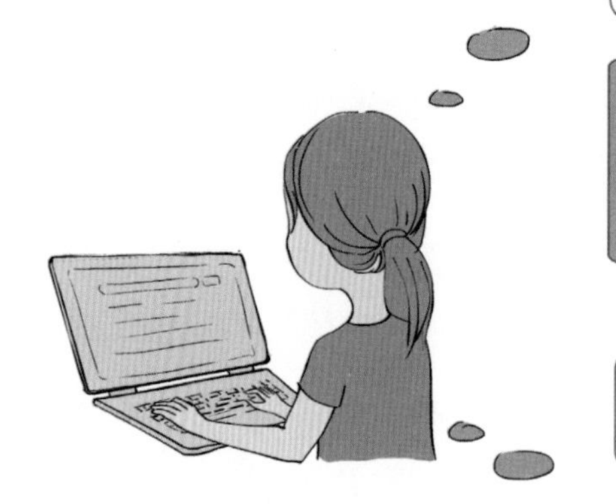

临床上大多数的神经母细胞瘤是散发性的，与遗传及环境因素相关，但不等于第一胎患病，第二胎一定患病。

第一个孩子患了神经母细胞瘤，是不是说明再怀孕的话孩子患病的概率也更高了？

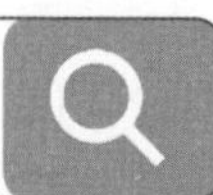

神经母细胞瘤的遗传规律尚不完全清楚，但比较明确的是，同胞共患神经母细胞瘤的概率极低，美国资料显示其概率在1%以下。

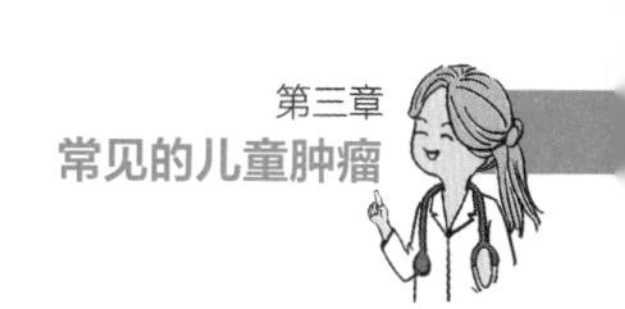

神经母细胞瘤会发生在哪些部位？

神经母细胞瘤是起源于交感神经系统的肿瘤，其中肾上腺是最常见的原发部位（40%）（图 3–10），其次是腹部（25%）、胸部（15%）、颈部（5%）和盆腔（5%）的交感神经链，肿瘤较少出现在中枢神经系统或自主神经系统。晚期神经母细胞瘤可转移至远处淋巴结、骨髓、骨皮质、硬脑膜、肝脏和皮肤等，少见情况下也转移至肺部和颅内（图 3–11）。

因此，到医院就诊后经常可以听到医生描述为腹部或者腹膜后神经母细胞瘤、胸部或者纵隔神经母细胞瘤，比较少的情况下会有盆腔或者骶骨前肿瘤以及颈部肿瘤。

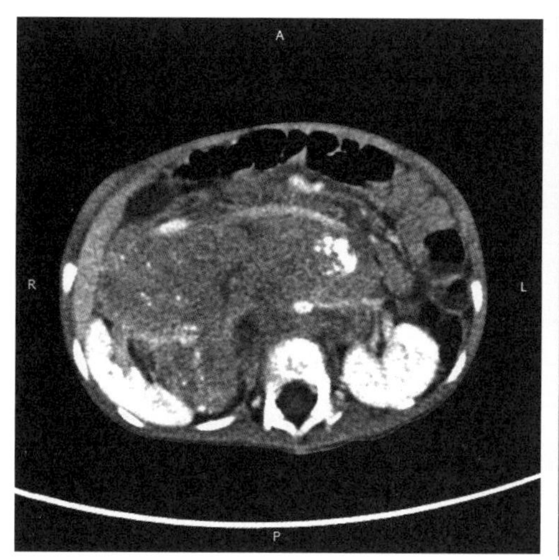

图3–10　肾上腺来源的神经母细胞瘤
腹部CT影像学表现多样化，可见瘤体内存在钙化灶

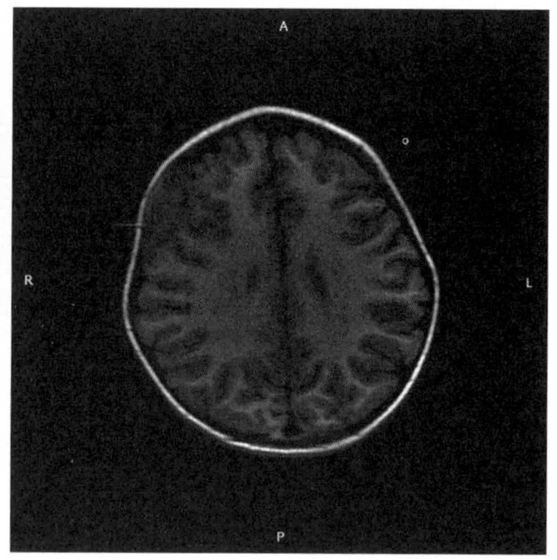

图3–11　神经母细胞瘤脑转移
MRI结果显示神经母细胞瘤颅内占位

神经母细胞瘤会有哪些临床表现？

大部分神经母细胞瘤患儿发病的早期和中期并无明显症状，经常在其他疾病诊疗过程中发现肿瘤病灶或者是患儿家长无意间触及肿物；但在疾病的晚期，患

儿往往出现不适症状，例如不明原因的发热、疲乏无力、食欲低下、苍白不适等，这常常反映原发肿瘤的部位或转移性肿瘤的表现，这些全身症状虽然没有特异性，但应该引起家长注意，因为与孩子平时生龙活虎的状态还是有明显区别的。

根据神经母细胞瘤不同的发病部位，将其症状和体征总结如下，以便患儿家长及初诊医生早期识别。

1. 腹部肿物

腹痛、腹胀及便秘，腹部按压可触及肿物（肿物位置固定且质硬、边界不清），腹部巨大肿瘤还可压迫静脉或淋巴回流，导致阴囊或下肢水肿。突发的腹部急剧膨隆、贫血和患儿一般情况突然变差可能是肿瘤破裂出血所致，需要紧急处理。许多家长有一种错误的认识，摸到孩子的肚子比较大、比较胀，以为就是吃得好、长得胖，但重点是健康儿童的腹部一定十分柔软，尤其熟睡以后可以按压很深没有任何抵抗，更不会有硬硬的触及肿块的感觉。因此，家长一定要多留心孩子的腹部情况，尤其是在洗澡时和患儿熟睡后经常地抚摸检查，发现异常及时就诊。

2. 胸、颈部肿物

肿瘤压迫可导致呼吸困难、喘鸣、面颈部肿胀、霍纳（Horner）综合征①、虹膜异色症（虹膜或部分虹膜呈不同颜色，与霍纳综合征伴随出现）等；儿童的颈部常常可以触及多个小黄豆似的淋巴结，形态光滑、规则，活动度良好；但如果出现红枣或者核桃一样的包块，质地较硬、形态不规则，甚至逐渐增大，就一定要去就医。

3. 肿瘤侵犯椎管

原发性肿瘤穿过神经孔侵犯椎管，形成所谓的“哑铃形肿瘤”（图 3–13），可发生硬膜外脊髓压迫，引起腰背部或下肢疼痛、运动或感觉障碍、排便及排尿

① 霍纳综合征　由于交感神经中枢至眼部的通路上受到任何压迫和破坏引起的病变同侧瞳孔缩小、眼球内陷、上睑下垂及患侧面部无汗症。

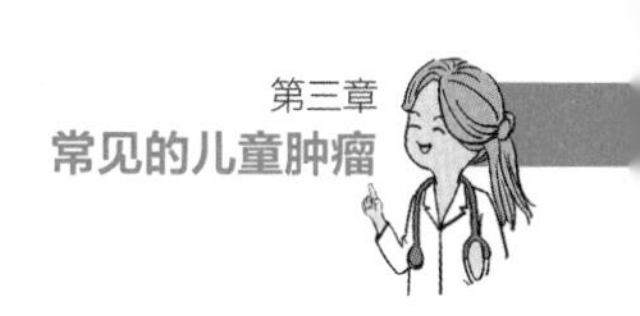

失禁等。

4. **远处转移表现**

神经母细胞瘤常通过淋巴和血行途径转移，当腹腔内肿瘤破裂后也可能发生种植转移。血行播散最常蔓延至骨、骨髓、皮肤和肝脏（婴儿神经母细胞瘤肝转移常见）等。另外，肿瘤还可能转移至肺和脑实质（通常是复发或终末期肿瘤的表现）。患儿体征表现为可触及的无压痛皮下结节（皮肤转移）；骨痛、活动受限（骨转移）；眼球突出、眶周瘀斑（“浣熊眼”，系眼眶转移）；晚期全身转移可致恶病质状态（发热、体重减轻、贫血等）。

5. **副肿瘤综合征**

眼阵挛–肌阵挛–共济失调综合征（OMAS），OMAS 的典型症状是快速的舞蹈样眼球运动，累及肢体或躯干的节律性抽搐（肌阵挛），伴或不伴有共济失调（常常表现为会说话的孩子突然不会说话了；会走路的孩子突然不会走路了，或者步态不稳；孩子脾气性格也可能发生改变）；难治性分泌性腹泻伴低钾血症，由于副肿瘤产物血管活性肠肽（VIP）分泌所致，这种情况的腹泻十分顽固，往往任何中西药均无明显效果，并且孩子体重不增长。

怀疑神经母细胞瘤时需要做什么检查？

当家长及初诊医生发现患儿出现以上症状及体征时需要至正规儿童医院肿瘤科进行专业检查，主要进行的检查罗列如下，但应根据每个患儿的不同病情需要个性化调整。

1. **肿瘤相关检查**

（1）血神经元特异性烯醇化酶（NSE） NSE 也可能是出现在血液中的一种标志性物质，但往往并不十分准确，需要医生根据具体情况进行判断。

（2）尿儿茶酚胺代谢物　香草扁桃酸（VMA）和尿香草酸（HVA）定量检测，

VMA 和 HVA 是通过尿液排出的肿瘤组织特殊代谢产物，这恰好可以作为神经母细胞瘤代表性的肿瘤标志物。

（3）影像学检查　B 超、CT、MRI、全身骨扫描、PET–CT、间碘苯甲胍扫描等，这些方法可以显示体内肿瘤的具体形态特征，使其“原形毕露”。

（4）病理检查　肿瘤切开或穿刺活检、肿瘤切除后病理。病理检查不但可以明确诊断并进行病理分型，还可以对以后的治疗和疗效判断（即预后）提供根据。

（5）骨髓涂片及活检　目的是了解肿瘤细胞是否转移到骨髓。

（6）*MYCN* 基因情况　这个基因是神经母细胞瘤评估的一个重要指标，肿瘤组织内 *MYCN* 基因过多出现往往提示预后不良。

（7）DNA 倍性　是一种染色体的计数方法，也是神经母细胞瘤评估的重要指标。

（8）1p、11q 等染色体检测　当其发生异常时提示预后不佳。

2. 各脏器功能检查

（1）血、尿、便常规。

（2）肝肾功能、电解质。

（3）凝血功能。

（4）心电图、心脏超声。

（5）胸片。

神经母细胞瘤如何确诊？

所有疑似神经母细胞瘤的儿童在开始治疗前都应该至专业的儿童肿瘤诊疗中心进行完整的病史采集、体格检查及相应的辅助检查，根据结果进行诊断与鉴别诊断，同时还需进一步明确病理分型、肿瘤分期及危险度分组等相关评估。首先，神经母细胞瘤的确诊是至关重要的一步，其确诊标准如下，符合两项其中之一即

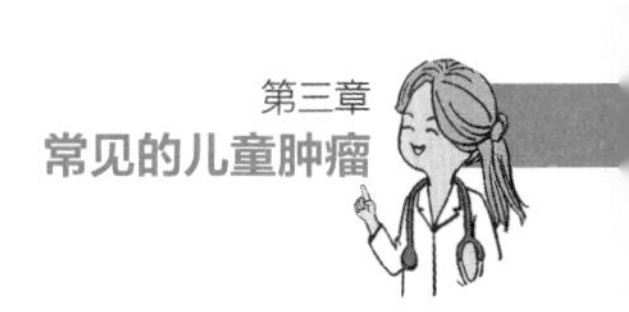

可确诊。

（1）光学显微镜下明确的组织学诊断，所谓病理是诊断的金标准，绝大多数病例可以通过光学显微镜得以确诊，但也还需要联合免疫组织化学染色、电子显微镜、尿 VMA、HVA 水平升高等多方面因素。

（2）骨穿和骨髓活检发现特征性神经母细胞（呈巢状或菊花团状排列的小圆细胞；抗 GD2 抗体染色阳性），并且伴有血清 NSE 或尿 VMA、HVA 水平升高。在这种情况下，肿瘤细胞已经转移到骨髓，所谓“病入膏肓”，诊断也就自然明确了。

神经母细胞瘤需要与哪些疾病相鉴别，哪些情况容易误诊？

神经母细胞瘤需要与多种肿瘤和非肿瘤性疾病相鉴别，而且因肿瘤部位不同而有所差异。腹腔内肿瘤需与肾母细胞瘤、肝母细胞瘤、横纹肌肉瘤、淋巴瘤等多种其他儿童常见肿瘤相鉴别；纵隔内肿瘤需与畸胎瘤、肠源性肿瘤等鉴别；椎管内病变要与硬纤维瘤、表皮样肿瘤、畸胎瘤及星形细胞胶质瘤等相鉴别；而当发现转移性病灶（如皮肤结节、骨转移、肝转移、骨髓转移等）均应进行全面评估以鉴别其原发肿瘤是否为神经母细胞瘤。另外，对于出现典型副肿瘤综合征（如 OMAS、分泌性腹泻等）的患儿也应积极排除其他疾病可能（如感染性疾病、药物及毒素中毒等）。

★小知识★

其实，神经母细胞瘤在发现肿瘤包块的情况下往往比较容易诊断，反之则容易误诊。例如，长时间的不明原因发热或患儿感觉身体不适，家长意识到孩子有问题但就是不知道患了什么疾病；有时候还会因为骨头疼，甚至以为风湿热，结果在风湿免疫科检查过程中发现身体内隐藏的包块；还有一些患儿走路姿势异常，家长以为是摔伤而到骨科就诊却无法明确诊断，没有注意到可能是椎管内脊髓被肿瘤压迫而导致下肢活动异常。因此，如何在纷繁的乱象中发现肿瘤的蛛丝马迹，确实是一个极大的考验，这就需要各级医生提高对儿童肿瘤的警惕与认识。

神经母细胞瘤病理分类是什么？

国际神经母细胞性肿瘤病理学分类（INPC）根据神经型细胞（原始神经母细胞、成熟神经母细胞和神经节细胞）与施万细胞（即周围神经系统中的神经胶质细胞，分为施万母细胞和成熟的施万细胞）的构成比例将神经母细胞性肿瘤分为三类：神经母细胞瘤、节细胞性神经母细胞瘤和节细胞神经瘤，进一步结合肿瘤类型、年龄、细胞分化程度、有丝分裂核碎裂指数（MKI）等因素将肿瘤分为预后良好型和预后不良型。

病理类型就像是一个人的本性，往往预示着疾病的最终结果。因此病理诊断与分类很重要，常常需要对肿瘤进行穿刺取样甚至打开腹腔或胸腔切取部分肿瘤组织进行研究。随着病理研究技术的不断进步，越来越多的基因检测技术也被开发出来，对肿瘤的认识也逐步深入。

神经母细胞瘤的进展程度如何评估？

当患儿神经母细胞瘤已经确诊之后，家长最为关心的问题之一就是想知道肿瘤到底发展到了什么程度。国际神经母细胞瘤分期系统（INSS）根据肿瘤的累及范围、手术可切除性等因素制定了 INSS 分期，简要来说，1 期肿瘤局限于身体某一部位，可以做到镜下完全切除；2 期肿瘤也是局限于身体某一部位，可伴有周围淋巴结转移，肿瘤可能无法做到完全切除；3 期肿瘤病灶范围不仅局限于某一部位，可能以直接侵犯或局部淋巴结转移方式跨越身体中线，侵犯到身体另一侧，但无远处其他组织器官的转移；4 期肿瘤是指任何原发肿瘤伴有远处淋巴

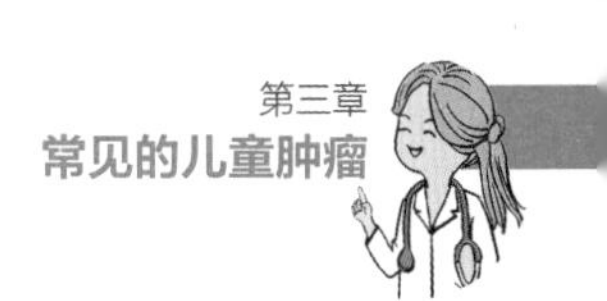

结、骨髓、肝、皮肤和（或）其他器官（除外4s期）播散；4s期是神经母细胞瘤不同于其他肿瘤的一类特殊分期，即原发肿瘤为局限病变，可发生远处转移但仅限于皮肤、肝和（或）骨髓发生转移（骨髓穿刺或活检显示神经母细胞占所有有核细胞的比例小于10%）的年龄小于1岁的患儿。这一特殊4期充分体现了神经母细胞瘤预后与患儿年龄密切相关的特点。

神经母细胞瘤病情的严重程度如何评估？

神经母细胞瘤的严重程度与肿瘤进展程度如临床分期密切相关，如早期肿瘤即1期和2期病情相对较轻，而中晚期即3期和4期病情就比较重。然而，两者又不完全相同，例如有些晚期患儿治疗后长期存活，一些中期的患儿反而疗效不佳。这是因为肿瘤的严重程度还与其他一些因素有关，如患儿年龄、病理类型、*MYCN*基因情况等。

国际儿童肿瘤协作组（COG）根据INSS分期、患儿年龄、*MYCN*基因情况、DNA倍性及病理学分类（INPC）等因素将神经母细胞瘤分为低危、中危、高危三个危险度分组。因此，我们常常听到医生讲，这个患儿是4期高危，那个患儿是1期低危等。

神经母细胞瘤需要如何治疗？

目前，临床上主要是根据神经母细胞瘤患儿病情的危险度分组进行治疗，针对不同危险组的患儿，采取以手术、化疗、放疗、造血干细胞移植、间碘苯甲胍治疗、口服13–顺式维甲酸等为主的综合治疗模式。在临床工作中经常发现患儿家长存在观念上的误区，认为确诊肿瘤之后就要迅速手术。然而根据大部分神经母细胞瘤具有的瘤体巨大、质地坚硬易出血、包绕血管生长等特点，直接进行手术的风险巨大，并且难以切除干净，所以应该积极听取医生建议，往往采取先化疗再手术的方案，治疗前也要与肿瘤科医生共同讨论化疗及手术的风险与获益，充分了解整个治疗过程，以更好配合医疗团队完成患儿治疗，在所有治疗结束后还需要定期至儿童肿瘤专科进行复查与随诊。

神经母细胞瘤的治疗是个十分复杂的决策和实施过程，需要根据不同的患儿病情、身体条件、家庭经济条件、当地医疗水平，甚至不同的宗教信仰和社会环境等因素共同决定。无论如何，这都需要医疗团队的多科室协作，也需要家长和社会的理解与支持，共同为孩子打造一个温馨、关爱的氛围，帮助他们克服困难和苦痛，争取获得一个尽量好的治疗结果。

神经母细胞瘤的预后或者治疗后果会怎样?

神经母细胞瘤的临床及生物学行为具有明显异质性，并且受许多因素影响，包括确诊年龄、INSS 分期、肿瘤病理类型、*MYCN* 基因情况、DNA 倍性、部分染色体情况（1p、11q 等）、危险度分组等，这些大部分都与预后相关。总体而言，神经母细胞瘤的预后具有以下特征：

（1）1 岁以内婴儿的生存率明显优于较大年龄儿童（1 岁以下、1 ~ 4 岁和 5 ~ 9 岁患儿的 5 年生存率分别为 83%、55% 和 40%）。

（2）低危分组（1 期、2 期及具有良好生物学因素的 4s 期患儿）的预后明显优于中、高危分组患儿。

（3）原发灶位于肾上腺的患儿预后较差，而位于纵隔者相对较好。

（4）出现以下生物学特征：*MYCN* 基因扩增、DNA 倍性为二倍体肿瘤、部分染色体如 1p、11q 出现杂合性缺失等提示预后不良。

近年来，随着医学技术的发展及基础研究的深入，神经母细胞瘤的多学科综合诊疗水平已有很大提高，但是高危及进展期肿瘤预后仍然很差，在所有儿童恶性肿瘤死亡病例中，神经母细胞瘤约占 15%。因此，提高大众及基层医务人员对

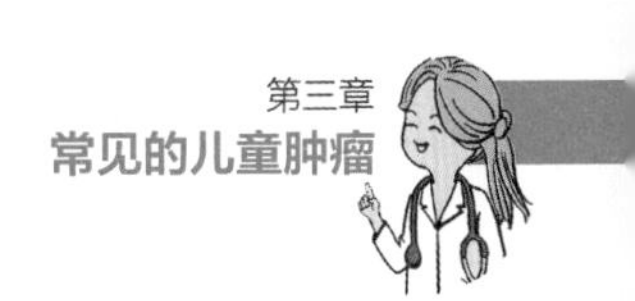

神经母细胞瘤的了解与认识显得尤为重要，以期做到肿瘤的早发现、早诊断、及时治疗，逐步提高我国神经母细胞瘤的诊疗水平。

（王焕民　杨　深）

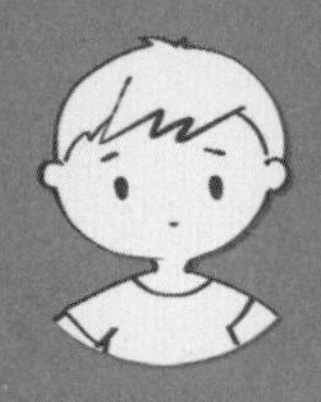

第五节 视网膜母细胞瘤

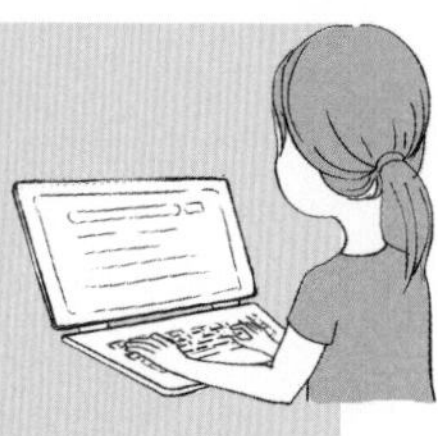

视网膜母细胞瘤是儿童最常见的眼部恶性肿瘤，早期表现为白瞳症（猫眼症），晚期可出现全身转移。视网膜母细胞瘤的治疗包括静脉化疗、玻璃体腔化疗和眼动脉介入化疗等，发达国家5年生存率已超过90%。

孩子的眼睛怎么了？

猫眼，听起来并不陌生，可能会让人联想起宝石抑或是某个电影网站，但说起猫眼症，了解的人就不多了。猫眼症，是指人的眼睛看起来像猫眼一样，透射出异常的黄白色反光，好像眼睛里有东西（图3–12）。猫眼症在医学上被称为白瞳症，是视网膜母细胞瘤（Rb）最常见的首发症状。

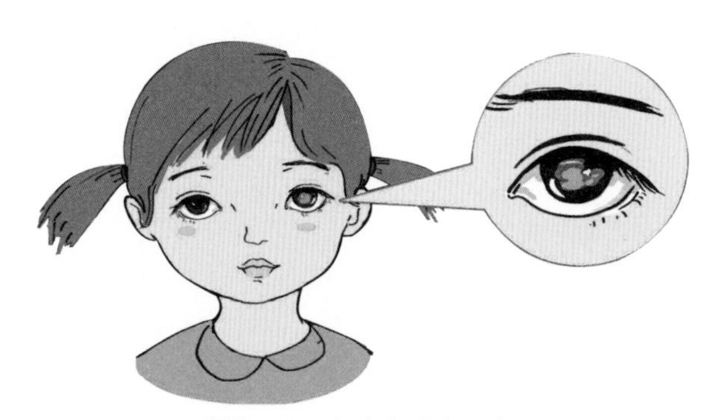

图3–12 白瞳症（左眼）

什么是视网膜母细胞瘤？

视网膜母细胞瘤是儿童最常见的眼内恶性肿瘤，但其实际发病率并不高，约为

4/1 000 000，多在 5 岁以内发病。视网膜母细胞瘤可单眼或双眼发病，其中约 2/3 为单眼发病，平均诊断年龄在 15 月龄左右；约 1/3 为双眼发病，平均诊断年龄在 24 月龄左右。视网膜母细胞瘤的发生目前主要认为和体细胞[①]或生殖细胞[②] 发生 *Rb1* 基因突变有关。体细胞发生 *Rb1* 基因突变导致的为非遗传型视网膜母细胞瘤，生殖细胞发生 *Rb1* 基因突变导致的为遗传型视网膜母细胞瘤。视网膜母细胞瘤患儿中约 40% 为遗传型，表现为双眼受累或单眼多发瘤体；约 60% 为非遗传型，表现为单眼单发瘤体。

视网膜母细胞瘤的病程分为四阶段。第一阶段是眼内生长期，表现为白瞳症、斜视、视力下降等。第二阶段是青光眼期，会出现“牛眼”，并伴有眼痛、头痛、恶心、呕吐等症状。第三阶段和第四阶段分别为眼外期和全身转移期，此时肿瘤已出现体内转移。由于国内近些年经济、医疗水平的发展，多数患儿在眼内期即被发现和诊断。眼内期肿瘤按瘤体大小和位置，可以分为 A、B、C、D、E 期。A 期瘤体极小，若无及时有效的治疗，病情一般会逐渐加重，E 期为最严重的眼内晚期。

视网膜母细胞瘤能被治愈么？

视网膜母细胞瘤的治疗经过多年的发展，目前已较为成熟。随着静脉化疗、玻璃体腔化疗和眼动脉介入化疗技术的发展和推广，视网膜母细胞瘤患儿在发达国家的 5 年生存率已超过 90%。国内由于普遍就诊较晚，以往的治疗主要是眼球摘除，但近年随着各种保眼方法的开展，患儿的生存率和保眼率有了极大的提高。以下主要介绍几种常见的治疗方法。

1. 静脉化疗

最经典也是目前最常见的治疗方法。该方法有一定的保眼疗效，且能有效预

---

① 体细胞是一个相对于生殖细胞的概念，它是一类细胞，其遗传信息不会像生殖细胞那样遗传给下一代。高等生物的细胞差不多都是体细胞，除了精子和卵细胞以及它们的母细胞之外。

② 生殖细胞是多细胞生物体内能繁殖后代的细胞的总称，包括从原始生殖细胞直到最终已分化的生殖细胞（精子和卵细胞），均为单倍体细胞，其中包含一条性染色体。

防转移，但静脉化疗全身不良反应大，主要表现为骨髓抑制、听力损害等。因此化疗后需密切监测血常规、肝肾功能和听力等。常用的静脉化疗药物有长春新碱、依托泊苷和卡铂等。

2. 眼动脉介入化疗

通过介入的方法在眼动脉内灌注化疗药物，是2000年后发展起来的新技术。具有全身毒性小、疗效强的特点，极大地提高了视网膜母细胞瘤的保眼率，但对眼内晚期视网膜母细胞瘤的保眼效果仍不够理想。该方法操作技术要求较高，如操作失误会引起严重的视网膜、脉络膜缺血等眼局部并发症。眼动脉介入化疗属于局部化疗，对已经发生眼眶和全身转移的病灶没有效果。与静脉化疗相比，眼动脉介入化疗费用相对较高。常用的化疗药物有美法仑、拓扑替康和卡铂等。国内（目前集中在北上广）已有多家医院开展。

3. 玻璃体腔化疗

玻璃体腔注射化疗药，对肿瘤的玻璃体腔种植有很好的疗效。以往因为担心该方法会导致肿瘤眼外转移，一直很少被应用。近10年来，随着注射技术的改进，该方法已被广泛应用到临床。常用的化疗药物有美法仑、拓扑替康和卡铂等。

4. 局部治疗（激光、冷凝）

是治疗眼内早期视网膜母细胞瘤（A期、B期）的首选方法之一，也可作为化疗的辅助治疗，用来处理化疗未能完全消除或复发的小病灶。

5. 眼球摘除

是最初治疗眼内视网膜母细胞瘤的主要方式，目前仍然是较晚期视网膜母细胞瘤的推荐治疗手段，特别是单眼晚期视网膜母细胞瘤。静脉化疗和眼动脉介入化疗的应用，已经极大地降低了眼球摘除的比例，但对眼内晚期病例，特别是可疑视神经侵犯者，眼球摘除仍然是最安全的治疗。

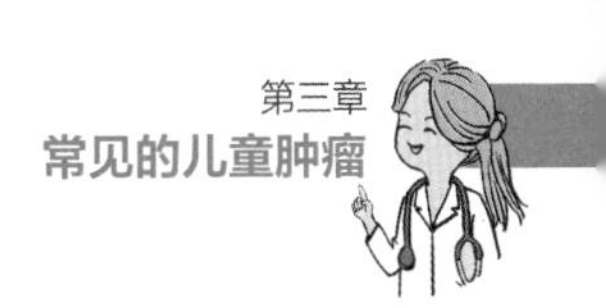

6. 巩膜敷贴放疗

是视网膜母细胞瘤的二线治疗方法。适合于静脉化疗和（或）眼动脉化疗后疗效不佳的瘤体。

7. 外照射放疗

对于遗传型视网膜母细胞瘤有引起继发第二肿瘤的可能，目前极少使用。主要作为已出现眼眶转移的挽救治疗。

8. 全麻下行眼底检查

由经验丰富的医生在患儿全身麻醉下对其进行详细的眼部检查和评估，目的是了解疗效如何、肿瘤稳定与否，必要时会结合其他处理如激光、冷冻或玻璃体腔注射化疗药。家属应在医生的指导下定期带孩子进行眼底检查。

孩子以后还会患其他肿瘤吗？

非遗传型视网膜母细胞瘤患儿患其他肿瘤的概率不会比正常人高。遗传型视网膜母细胞瘤患儿在以后的生命里更易罹患其他肿瘤，如骨肉瘤、黑色素瘤和肺癌等，其中约 2% 会在 5 岁以内患颅内松果体母细胞瘤。遗传型视网膜母细胞瘤患者有 40% ~ 45% 概率将突变的 *Rb1* 基因遗传给下一代，即遗传型视网膜母细胞瘤患者的子女有 40% ~ 45% 的概率会患视网膜母细胞瘤。

家长们平时需要注意些什么？

视网膜母细胞瘤的发生是因为基因突变导致，想要彻底预防视网膜母细胞瘤是难以实现的，因此，对其进行早期诊断和及早治疗显得尤为重要。

视网膜母细胞瘤最常见的症状除了上述的白瞳症，还包括斜视、视力下降、眼球震颤等。家长一旦发现孩子瞳孔发白，出现斜视，或者眼球不能凝视某一点而表现为无法控制的眼球活动，均应尽快前往眼科进行检查。当然，出现白瞳并不代表孩子一定就患上了视网膜母细胞瘤，还有可能是其他疾病如外层渗出性视网膜病变（Coats 病）[①]、先天性白内障等，这些具体的鉴别可以交给专业的眼科医生来完成，而作为家长，最重要的就是及时发现症状，尽快带孩子就诊，避免耽误治疗的最佳时期。病情越轻，疗效越好。

诊断为视网膜母细胞瘤后要怎么办？

首先，不要慌张。视网膜母细胞瘤是罕见病，有些非小儿眼科专科的医生可能认知较少，存在一定的误诊可能。即使诊断正确，对于治疗的意见也可能较为传统，如直接眼球摘除。作为患儿家属，要冷静应对，理清思路，不匆忙决定。可以利用现代社会信息技术，对视网膜母细胞瘤进行进一步的了解，但最终建议家长及时至专科医院就诊（图 3–13）。

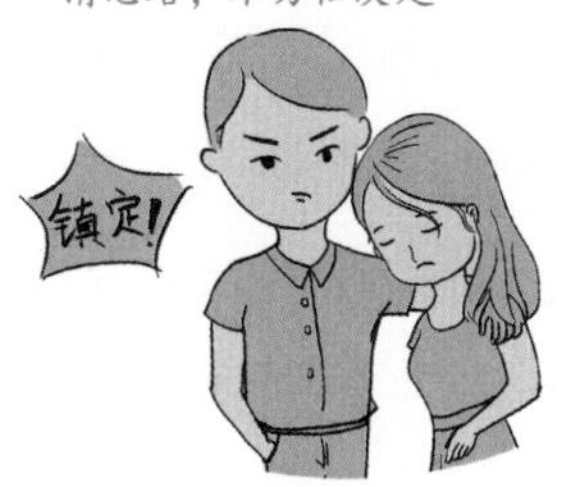

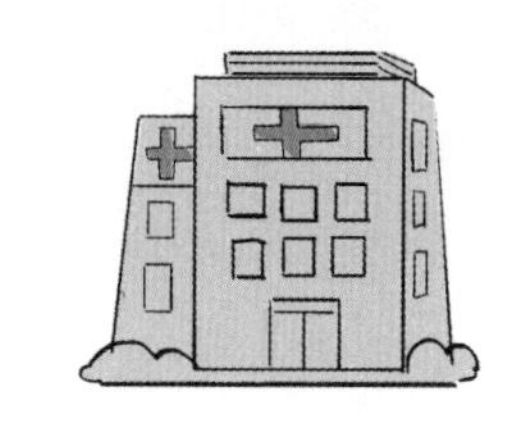

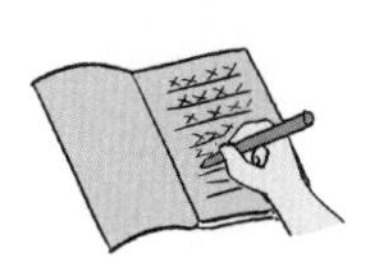

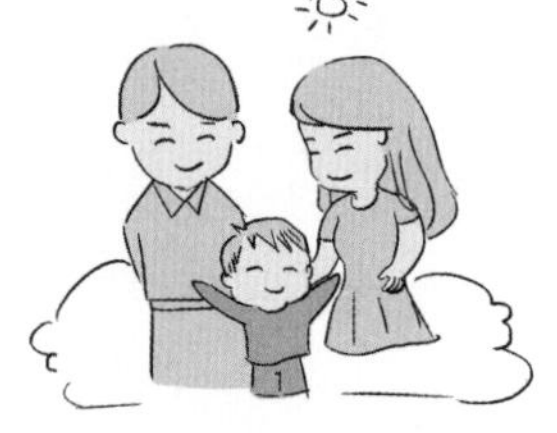

图3–13　诊断为视网膜母细胞瘤后要怎么办

① Coats病即外层渗出性视网膜病变，多见于男性青少年，常侵犯单眼，偶为双眼，病程缓慢，但呈进行性发展。

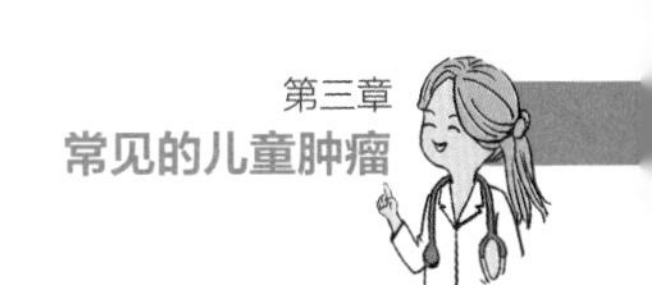

虽然视网膜母细胞瘤是一种恶性肿瘤，但不幸中的万幸是，视网膜母细胞瘤是治愈率较高的恶性肿瘤之一。然而不能因此掉以轻心，及时有效的治疗不仅能够挽救生命，甚至能够保住眼睛、恢复视力。目前一般采取保命>保眼>保视力的原则。保障患儿的存活是最重要的，在保命的原则下尽量保住患儿的眼睛。目前的治疗手段已经可以使早期的眼内肿瘤达到很高的保眼率，因此在确诊后，家长不要轻易决定眼球摘除，要咨询专业医生的意见，冷静思考后再做选择。治疗稳定的前提下，患儿视力的恢复因人而异，与瘤体的大小、位置、是否有并发症如视网膜脱离、玻璃体积血和白内障等密切相关。

视网膜母细胞瘤的治疗是一个漫长的过程。有些家长会带孩子在不同的地方治疗，或者即使在一个地方治疗但时间较久，这时需要注意记录自己的治疗过程，保存好重要的资料和图片，可以为以后的治疗和随访提供宝贵的信息。此外要记住，视网膜母细胞瘤的治疗不仅仅是治疗眼睛，更是治疗孩子。很多家属在忙于应对肿瘤而焦虑万分的时候，忽略了孩子在一次次眼底检查时对于麻醉诱导中面罩的恐惧感以及因肿瘤导致眼部外观上的不同对孩子心理的影响等。家长需要全方位的关注孩子的身心健康发展，才能给孩子一个更好的未来。

（季迅达　朱修宇）

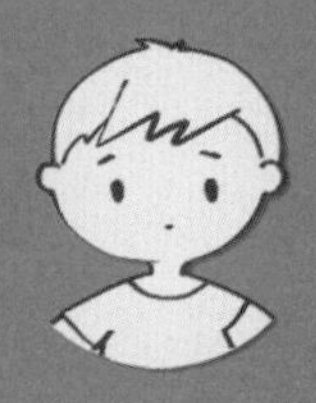

第六节 肾母细胞瘤

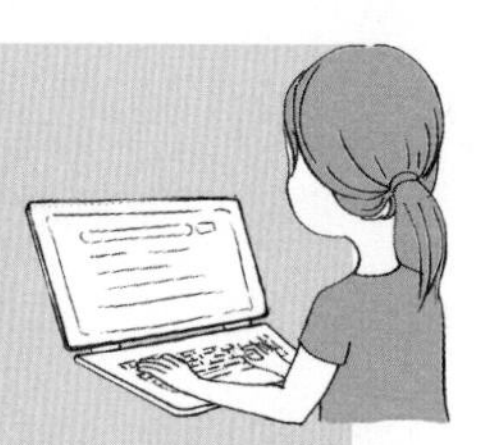

肾母细胞瘤是儿童最为常见的肾脏原发恶性肿瘤，起源于后肾胚基，诊断年龄多见于1～3岁。临床主要以腹部包块起病，根据病理类型分为预后良好型和预后不良型，采用包括手术、化疗、放疗等措施的综合治疗方案后，多数患儿的5年生存率可达70%以上。

肾母细胞瘤，是儿童最为常见的肾脏原发恶性肿瘤，诊断时年龄多见于1～3岁，80%病例见于5岁以前。肾母细胞瘤的发生率约为7.1 /100万。肾母细胞瘤起源于后肾胚基[①]，由胚芽细胞、间叶细胞、上皮细胞三种组织成分构成。按细胞数及所占比例，分为上皮为主型、间质为主型、胚芽为主型和混合型，在各型中检出肿瘤组织具有间变者为间变型。该病病因尚不明确，可能是多种基因调控紊乱引起泌尿生殖系胚胎发育障碍。有一小部分肾母细胞瘤有家族性。

肾母细胞瘤有哪些临床表现？

肾母细胞瘤主要表现为：①腹部包块：绝大多数患儿因发现腹部包块就诊，常于无意发现或因其他原因行B超检查时发现。所以爸爸妈妈要多摸摸孩子肚子，

---

① 后肾胚基　正常哺乳类肾脏位于间介中胚层，中胚层分化形成前肾导管，经进一步诱导形成中肾导管至输尿管芽，在输尿管芽诱导下，胚体尾端两侧的生肾素分化为后肾胚基，肾脏的胚胎发育正是由输尿管芽和后肾胚基两部分完成的。

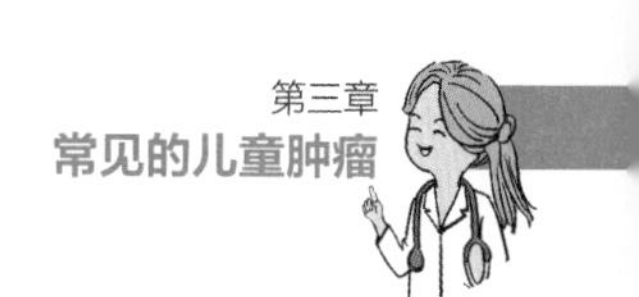

有助于早期发现异常。有条件的话最好每半年能做腹部B超检查；②血尿：少部分患儿可因肉眼发现血尿就诊；③其他症状：如腹痛、发热、高血压、贫血等。最常见的血行转移部位是肺部和肝脏，会引起相应症状。

肾母细胞瘤是怎么分类和分期的？

根据肾母细胞瘤的组织成分，美国肾母细胞瘤研究组（NWTS）将肾母细胞瘤分为了预后良好型（FH）和预后不良型（UH）。预后良好型主要包括上皮为主型、间叶为主型、胚芽为主型和混合型；预后不良型为间变型，在肾母细胞瘤中约占10%，包括局灶间变型及弥漫间变型。

国际儿童肿瘤学会（SIOP）将肾母细胞瘤分为低危组、中危组及高危组。低危组包括完全坏死和部分分化的囊性肾母细胞瘤；中危组包括退行性、上皮为主型、间叶为主型、混合型或局灶间变型肾母细胞瘤。高危组包括胚芽型或弥漫间变型肾母细胞瘤。

★小知识★

参考美国NWTS肾母细胞瘤的分期如下：

Ⅰ期：肿瘤局限于肾内，完整切除，肾包膜完整，术前或术中未破溃，切除边缘无肿瘤残留。

Ⅱ期：肿瘤扩散到肾外，完整切除；有局限性扩散，如肿瘤浸润肾包膜达肾周软组织，肾外血管有瘤栓或已被浸润，或术中有瘤组织逸出，但限于肾窝，切除边缘无肿瘤残留。

Ⅲ期：腹部有非血源性肿瘤残留；肾门或主动脉旁淋巴结转移；弥漫性腹腔播散；腹膜有肿瘤种植；肉眼或镜检有肿瘤残留；局部浸润至重要脏器，未能完全切除，曾做过活检。

Ⅳ期：血源性肿瘤转移，如肺、肝、骨、脑、腹腔外远处淋巴结转移。

Ⅴ期：双侧肾母细胞瘤。

为什么有的患儿可以直接手术切除肾脏肿瘤，有的却要先做活检？

由于儿童肿瘤发病隐匿，多数患儿就诊时肿瘤已十分巨大，包绕重要脏器血管，直接手术切除容易造成大出血、肿瘤破裂（极大增加复发风险）等并发症。所以这部分患儿需要先行明确诊断、化疗，待肿瘤缩小，肿瘤血供减少后，再行手术切除肿瘤。

目前可采用 B 超引导空心针穿刺活检，具有损伤小、恢复快的特点，结合专业给力的病理科，小量的标本也可以得到准确的病理诊断，从而减少治疗的等待时间，使患儿可快速进入化疗阶段。

肾母细胞瘤手术切除后可以不做化疗、放疗吗？

我们回顾一下肾母细胞瘤的诊疗历史，就可以很肯定地回答这个问题。肾母细胞瘤的描述出现最早可以追溯到 1872 年。1899 年外科医生维尔姆斯详细描述了肾母细胞瘤的临床表现，并用他的名字命名了这种肿瘤。最初手术切除是唯一的治疗方法，预后极差。随后，1916 年弗里德兰德（Friedlander）提出放疗，拉德（Ladd）改进了手术技术，生存率提高达到 20%，但一直到 20 世纪 70 年代，生存率也没有超过 30%。直到近 30 年，新型化疗药物和方案，并结合放疗的使用，生存率才有了极大的进步。

所以，手术只是治疗的重要组成部分，只做手术，不做规范化疗和放疗，近似于做无用功。在临床上时常可以遇到这种情况：术后因各种原因未行规范化疗、放疗，错过最佳治疗窗口，无一例外的肿瘤复发，十分令人心痛。

肾母细胞瘤手术可以保留肾脏吗？

目前国际通行的肾母细胞瘤外科治疗原则是：患侧根治性肾脏肿瘤切除 + 局部淋巴结活检。除非是双侧肾母细胞瘤、独肾肾母细胞瘤、马蹄肾肾母细胞瘤或

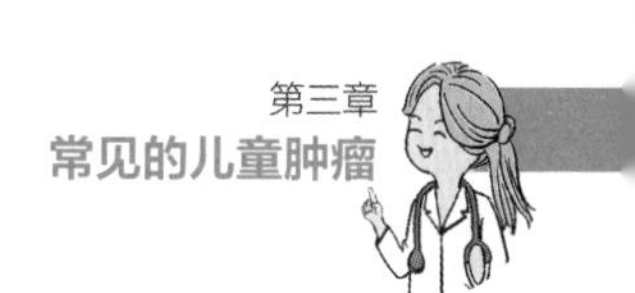

合并有综合征的肾母细胞瘤（易出现肾脏病变），一般不做保留肾脏的肿瘤切除。原因如下：①肿瘤巨大，累及肾门血管，无法保留肾脏组织；②容易造成肿瘤破裂，引起肿瘤分期增加，而分期是影响预后的重要因素，并且需要进行加强的化疗，并加用放射治疗，增加治疗创伤；③有研究发现，即使是那些看起来没问题的切除下来的“正常肾脏”，有 1/3 发现“nephrogenic nest”（可以理解为肾母细胞瘤的前身）。

因此，采用保留肾脏手术有着严格的标准：①肿瘤局限于肾脏一极，占据不到 1/3 的肾脏；②肿瘤累及的肾脏仍保存有肾功能；③肿瘤没有侵犯肾脏集合系统或肾静脉；④肿瘤与肾组织和周围结构之间有清晰的边缘界限；⑤病理类型必须是“预后良好型”。

按此标准国外统计数据显示，新发肾母细胞瘤病例大概只有 4.6% 可以接受保留肾脏的肿瘤切除手术，新辅助化疗后比率大概有 8%。涉及病例总数较少。我们回顾上海交通大学医学院附属新华医院儿外科近年收治的数百例肾母细胞瘤病例，满足以上标准大概只有不到 1%。而且虽然已有的资料提示保留肾脏的肿瘤切除患儿的效果、预后与传统手术方式差异不大，但是总体来说因为病例数目较少，其远期效果需要进一步的观察验证。

切除患侧肿瘤和肾脏，孩子以后的肾功能会有问题吗？

肾母细胞瘤的远期预后在儿童恶性肿瘤中几乎是最好的。患儿的长期生存质量问题也逐渐得到了临床医生的重视，但遗憾的是相关资料较少，随访的时间不够长，因此不能充分回答这一问题，但依据目前的资料，正常生活是没有问题的。

2013 年有研究对 12 例因肾母细胞瘤在儿童时期切除一侧肾脏的成人（33 ~ 51 岁）肾功能进行评估，发现相对正常人群，年龄的增长可引起轻到中度的肾功能退化，但没有病例出现肾衰的症状。

2015年美国一家儿童医院在国际权威杂志*Cancer*发表一篇关于肾母细胞瘤一侧肾脏切除后对侧肾功能的随访研究。所有肾母细胞瘤患儿随访时间是10～32.8年，平均19年。所有患儿术后均未出现需要进行透析或肾脏移植的情况，也没有增加出现高血压的概率，可以进行正常生活。研究结论支持“根治性肾脏肿瘤切除＋局部淋巴结活检”的治疗策略。

肾母细胞瘤能治好吗?

肾母细胞瘤是治疗效果最好的恶性肿瘤之一，采用包括手术、化疗、放疗等措施的综合治疗方案，预后良好型Ⅰ期、Ⅱ期5年生存率达90%以上；Ⅲ期、Ⅳ期5年生存率达70%～80%；预后不良型5年生存率达60%。

（吕　凡）

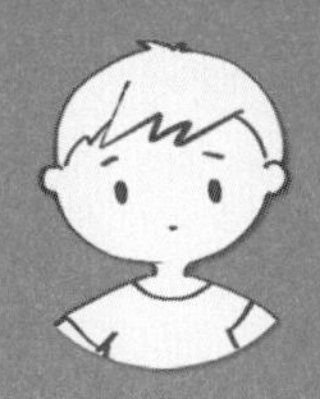

第七节　肝母细胞瘤

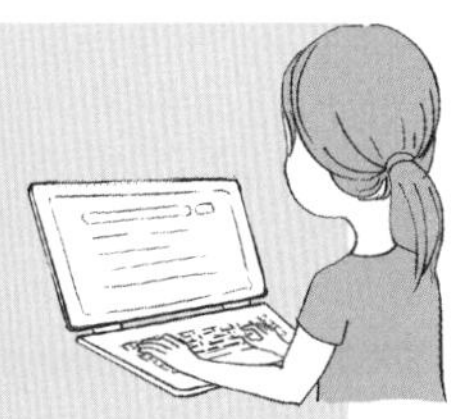

肝母细胞瘤占儿童肝脏恶性肿瘤的 90%，多见于 4 岁以下的儿童，主要以进行性腹胀或右上腹无痛性肿块就诊，大多数患儿出现血清甲胎蛋白水平明显增高。目前主要治疗手段是手术联合化疗和肝移植等综合治疗，5 年生存率为 78 % ~ 93%。

肝脏恶性肿瘤是指原发于肝脏部位的恶性肿瘤，儿童主要分为肝母细胞瘤和肝细胞癌。其中，肝母细胞瘤约占 90%，多见于 4 岁以下的儿童，其发病率约为 1.6/100 万，男孩多见，男女比例为（1.2 ~ 3.6）∶1。

肝脏在人体中有什么作用?

肝脏是人体中最大器官之一，位于腹部的右上方，隐藏在肋骨下方，共分为四个叶（分别为左叶、右叶、方叶和尾状叶）（图 3–14）。肝脏主要有以下三个功能：①肝脏可以清除血液中的有害物质，并通过尿液或粪便从体内排出；②制造分泌胆汁，消化食物中的脂肪；③可以储存葡萄糖给机体提供能量。

孩子为什么会患肝母细胞瘤?

肝母细胞瘤的确切发病原因尚不清楚，可能与胚胎发育时期肝脏细胞的增生与分化异常有关，至胎儿期或出生后肝脏内仍存在未成熟的肝脏胚胎性组织，这些组织持续异常增生而转化为恶性肝母细胞瘤。下列的因素可能与肝母细胞瘤的

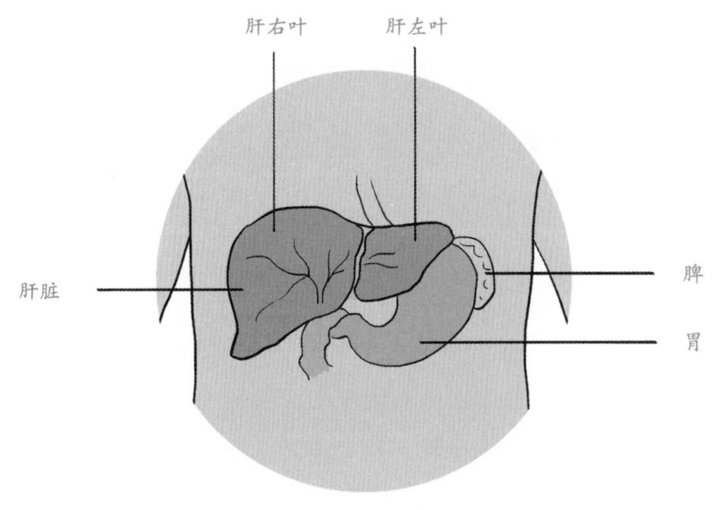

图3-14　肝脏

发病有关：某些遗传因素（如染色体异常）、孩子妈妈怀孕期间的各种外界不良因素（如口服避孕药、应用促性腺激素、孕期大量饮酒等）、低出生体重、孩子出生后过多接触金属、石油产品、印刷、色素等；还可能与一些遗传性疾病如贝-维综合征、家族性腺瘤样息肉病综合征等有关。

临床上有哪些表现？

肝母细胞瘤好发于婴幼儿，3 岁以前发病占 90% ，1 岁左右占 60% ，5 岁以上很少见。主要以进行性腹胀或右上腹无痛性肿块就诊，以右边多见，但约 35% 波及双侧。早期一般无症状，约 10% 患儿的家属无意中发现腹部肿块为首发症状，随着病情的发展，可出现食欲减退、恶心、呕吐、腹痛、腹胀、精神差、体重进行性下降、贫血等，但黄疸少见。晚期可出现腹水、巨大肿瘤压迫引起的呼吸困难及肿瘤转移的相关症状和体征。一些男性患儿可以出现声音低沉、生殖器增大、阴毛生长等性早熟体征；可伴有一些先天畸形如腭裂、巨舌、泌尿系统及心血管畸形等。诊断时约 20% 的患儿存在远处转移，最常见的转移部位是肺，其次是脑。

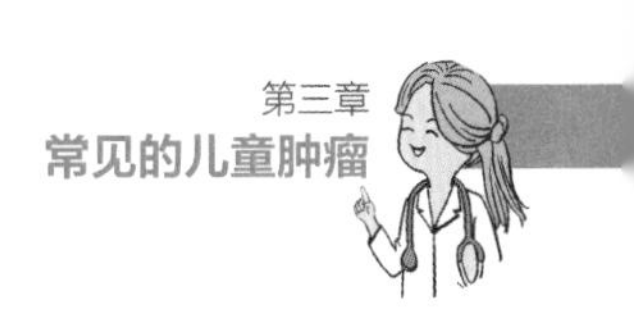

肝母细胞瘤常用的实验室指标有哪些？

80% ~ 90% 肝母细胞瘤患儿的血清甲胎蛋白（AFP）水平明显增高，可用于肝母细胞瘤的诊断和疗效评估。如检查发现 AFP 正常、轻微升高或非常高的肝母细胞瘤患儿往往对化疗不敏感或已有远处转移，常提示预后不良，但是需要注意的是，AFP 并不是特异性的肝母细胞瘤标记，在肝脏良性肿瘤、肝炎或新生儿中，AFP 水平通常亦会升高。AFP 水平会随着儿童年龄的增大而逐渐下降，基本上在 1 岁左右的时候可降至正常。

影像学和病理学检查有哪些异常？

影像学检查对肝母细胞瘤的准确诊断至关重要，超声检查作为无创性检查尤其适用于评价婴幼儿（图 3–15）。肝母细胞瘤超声检查结果常显示肿块体积大，形态较规则，瘤体多为圆形，多数有包膜，边缘界限多数欠清晰；可呈单发或多发结节样；肿块回声可表现为等回声、低回声、强回声及混合回声，不伴有肝硬化。

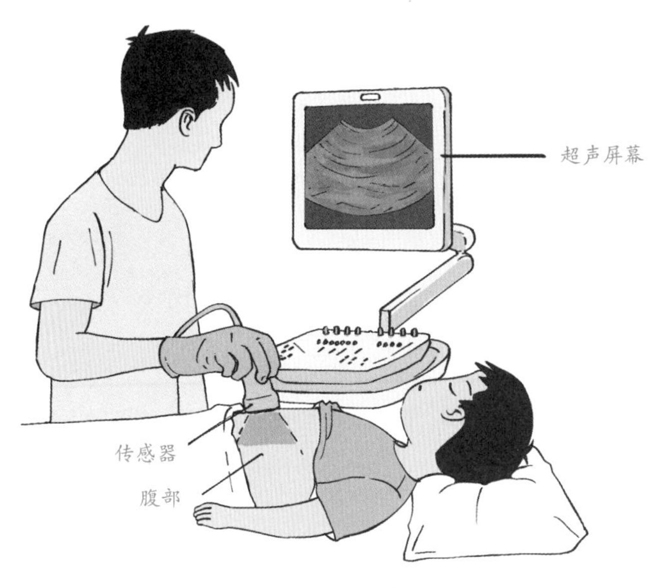

图3–15　超声检查

CT检查和MRI检查均能确定肝母细胞瘤的浸润范围，可以显示侵犯的肝段数和邻近的门静脉，帮助判定肿瘤切除的可能性。CT检查显示肝母细胞瘤与周围正常肝组织比较时，表现为边界清楚的低密度包块，无论平扫或增强扫描，肿瘤密度及强化程度总是低于正常肝实质，肿瘤与正常肝组织的分界明显，肿瘤周围的肝组织正常。此外，肝母细胞瘤很少侵犯大血管（图3–16）。MRI检查对血管受压、移位及受侵较CT易显示，不增强也可显示。MRI血管造影能更好显示肝脏血管情况和肿瘤血管供应情况，更有助于计划肿瘤的切除方式。

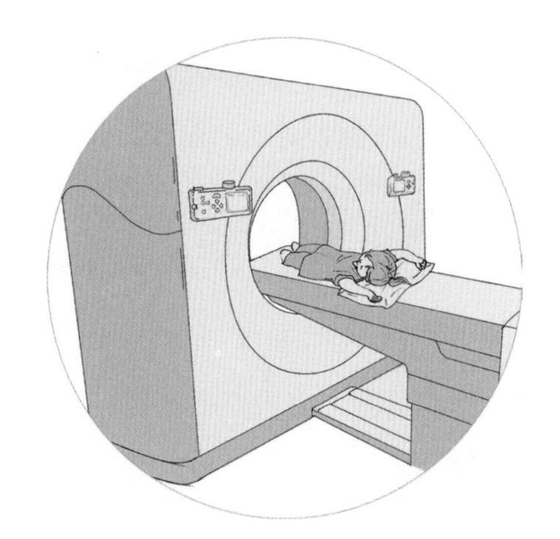

图3–16 CT检查

怀疑诊断肝母细胞瘤的所有患儿均需行病理学诊断，肝母细胞瘤病理学上属于胚胎源性肿瘤[①]。镜下肝母细胞瘤分为上皮型（包括胎儿型、胚胎型、小细胞未分化型、混合上皮型、粗大小梁型、胆管母细胞型）和上皮与间叶混合型，其中纯胎儿型预后良好而小细胞未分化型预后极差。

① 胚胎源性肿瘤 起源于胚胎发育原始阶段的肿瘤都称为胚胎源性肿瘤，包括肝母细胞瘤、神经母细胞瘤、生殖细胞瘤等。

肝母细胞瘤如何进行分期?

患儿经过病理和实验室检查确诊为肝母细胞瘤后，根据影像学的资料进行分期。目前主要有三类分期方法：PRETEXT 分期、POSTTEXT 分期及手术后的 COG 分期，通过上述三类分期评估肿瘤的大小及是否有其他组织的浸润。PRETEXT 分期用于治疗前的评估，而 POSTTEXT 分期则用于化疗后手术前的评估，均根据肿瘤在肝脏所占的大小分为Ⅰ期、Ⅱ期、Ⅲ期和Ⅳ期。

肝母细胞瘤的治疗手段有哪些?

既往肝母细胞瘤的治疗以单纯手术切除为主，5 年生存率仅为 20% ~ 30%。而近年来随着以铂类药物为主的化疗方案的实施，肝母细胞瘤患儿的预后得到极大改善，肝母细胞瘤已不是不治之症，5 年生存率达 75% 甚至更高。目前的治疗手段是联合手术、化疗、肝移植、介入、免疫、生物治疗等的综合治疗。

手术前必须仔细评估肿瘤是否能被切除；手术的禁忌证包括双侧肝叶受累、大部分肝静脉和下腔静脉等血管受累、多处弥散性病灶和存在远处转移灶。无论辅助治疗还是新辅助治疗，化疗已被证明有效且能使肿瘤缩小，并能降低肿瘤的出血倾向，同时使肿瘤组织与其周围正常肝组织和血管结构间产生界限，有利于手术完整切除肿块。

手术前用顺铂为主的化疗药物进行新辅助治疗后再行手术切除肿瘤，已使肝母细胞瘤患儿的 5 年生存率提高到 78 % ~ 93%。采用积极恰当的联合措施，存在转移灶尤其是肺转移的患儿仍能长期存活。无远处转移但不能切除的病例可选择原位肝移植治疗，已有报道肝移植术后总的无复发存活率为 79 % ~ 100 %。即使是对于存在远处肺转移的患儿（病灶经化疗缩小且可手术切除）肝移植仍然是一个选择。

影响肝母细胞瘤预后的因素有哪些?

以下因素可以影响肝母细胞瘤的预后，包括患儿 PRETEXT 或 POSTTEXT 分期、是否存在远处转移、手术是否可以完整切除、肿瘤对化疗的反应、肿瘤的病理类型、在治疗过程中 AFP 水平的变化、患儿是否患有乙型肝炎和自身状况等。

如何尽早发现肝母细胞瘤?

在肝母细胞瘤诊治中须强调早发现、早诊断、早治疗的重要性。肝母细胞瘤多见于 3 岁以下婴幼儿，其胚胎源性肿瘤的生物学特性决定了肿瘤生长速度快，加之婴幼儿缺乏自我表达能力，腹部柔韧性强，腹腔脏器活动范围大，因此肿瘤的生长呈隐匿性，早期诊断困难。当出现进行性黄疸、腹水及因肿瘤压迫引起的呼吸困难时往往属中、晚期，失去根治性手术治疗机会，预后差。因此，重视婴幼儿的预防保健，及早发现早期症状，对其获根治性手术的机会以及改善预后尤为重要。

（袁晓军　汤梦婕）

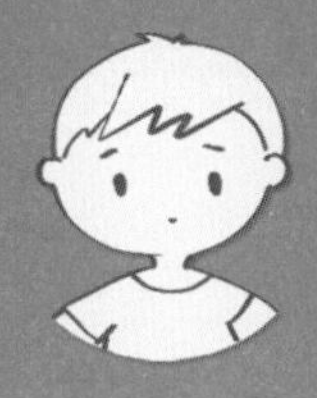

第八节　骨肿瘤

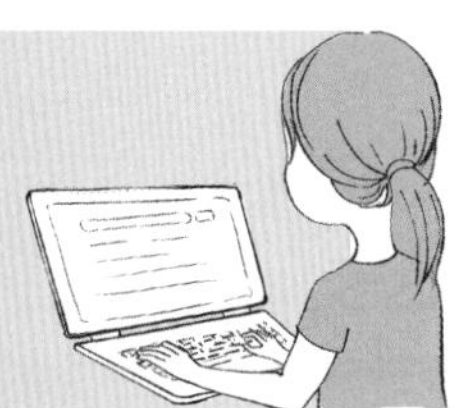

儿童骨肿瘤易发生在青少年阶段，主要表现为肿痛，可以由外伤诱发，可分为良性和恶性骨肿瘤。恶性骨肿瘤既往多采用截肢的手术方式，容易损伤患儿的生存质量和自信心，随着近年化疗技术的进步，患儿如果能够早期发现、接受规范的综合治疗，多数患儿不但可以长期生存而且可能保留肢体，获得较好的生存质量。

儿童青少年是人的一生中生长最旺盛、精力最活跃的阶段，喜欢从事各种运动，也最容易受创伤。发生在肢体的疼痛及软组织肿胀，常常被很多孩子及家长认为是生长性疼痛或外伤所致，往往没有引起过多的重视。殊不知，很多骨肿瘤就是容易发生在青少年这个阶段，主要表现就是肢体肿痛，可以由外伤诱发，一旦没有及时发现和治疗可能会引发严重的后果，甚至会危及生命。

儿童和青少年时期常见的骨肿瘤有哪些？

1. 良性肿瘤

骨软骨瘤、骨样骨瘤、骨纤维结构不良（骨纤维异样增殖症）等。

2. 恶性肿瘤

骨肉瘤、尤文肉瘤、软骨肉瘤、骨恶性纤维组织细胞瘤、骨转移瘤等，其中较为常见的原发肿瘤是骨肉瘤和尤文肉瘤，转移瘤最常见的是神经母细胞瘤、横纹肌肉瘤的骨转移。

骨恶性肿瘤的发生率有多少？

骨肉瘤和尤文肉瘤是最常见的原发于骨的恶性肿瘤，其恶性度较高，进展快，易转移。美国统计每年新发病例分别约为4.4/100万人和1/100万人，两者占全部儿童及青少年恶性肿瘤的5% ~ 6%。尤文肉瘤还可以发生于软组织，又称为原始神经外胚瘤（PNET）、阿斯金（Askin）瘤（发生于胸壁）、骨外尤文肉瘤（EOE）。

骨肿瘤有哪些表现？

骨良性肿瘤以肿物为主要表现，多数不伴有疼痛和软组织的肿胀，多无全身症状。恶性骨肿瘤以疼痛、不同部位的肿块为主要表现。疼痛可发生在肿瘤出现以前，进行性加重。原发部位可摸到肿块及软组织明显肿胀，皮肤表面可有静脉扩张发红，局部温度高。部分患儿还可以出现不明原因的发热和病理性骨折。

骨肿瘤如何诊断？

良性骨肿瘤的诊断主要是依靠影像学，如X线、CT及MRI检查，当然手术后的病理诊断是最准确的。

恶性骨肿瘤的诊断必须依靠病理诊断，取活检方法包括针吸活检和手术开放性活检，前提是应取得足够量的肿瘤组织而且一定要由专业医生实施，以免不恰当的穿刺点或切口影响以后的治疗。

同时应进行相关的化验和影像学检查，常规化验中应包括血清碱性磷酸酶（AKP）和乳酸脱氢酶（LDH），影像学检查包括胸部CT、原发部位的CT或MRI检查、全身骨扫描，有条件可行PET-CT检查，以便准确地评估疾病状况进行分期，制订治疗方案。

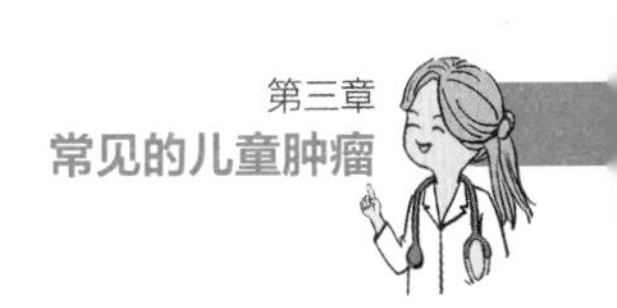

骨肿瘤如何治疗？

1. 良性肿瘤

手术治疗是主要治疗方法。骨软骨瘤如无症状或功能影响可以观察后择期手术，骨纤维结构不良由于年龄越小复发率越高，也可以观察，待年龄增长后手术。

2. 恶性肿瘤

骨肉瘤和尤文肉瘤的治疗原则都是综合治疗。骨肉瘤主要是系统化疗（术前和术后）+ 手术（截肢或保肢），根治性手术是治疗的关键，保肢与截肢的生存率区别不大，化疗后的肿瘤坏死率对于术后有明显影响。尤文肉瘤的标准治疗是化疗 + 手术和（或）放疗，放、化疗均敏感，不能手术的部位或复发的病例可以采用放疗或干细胞支持下的大剂量化疗，靶向治疗和免疫治疗正在实验中。

儿童及青少年骨肿瘤的治疗效果如何？

大多数良性肿瘤不会危及生命，经过手术治疗后绝大多数患儿可以治愈，但少数病例会出现复发，如骨纤维结构不良在年龄较小的儿童具有较高的复发率。

骨肉瘤和尤文肉瘤在诊断时有 20% ~ 25% 的患儿已经发生转移，因此总体生存率受到影响。随着治疗模式的改变及化疗药物的进展，化疗用于骨肉瘤和尤文肉瘤的常规治疗，取得了明显疗效。目前规范治疗的局限性骨肉瘤 5 年生存率可以达到 60% 以上。诊断时已经转移的患儿，生存率从不足 20% 提高到约 40%。尤文肉瘤由于在化疗方案中加入了蒽环类药物，而且对放疗敏感，5 年生存率可以达到 70% 左右。

影响骨肉瘤的预后因素有哪些？

（1）部位　发生于肢体远端的骨肉瘤预后明显好于发生于近端肢体者，发生于中轴骨的病例预后最差。

（2）大小　肿瘤越大者预后越差，治疗前乳酸脱氢酶高者预后差。

（3）是否转移　诊断时发生转移者预后差，尤其是双肺转移或关节的跳跃性转移。

（4）足够的切除范围　术后有肿瘤残留者预后差。

（5）肿瘤坏死率　术前化疗后肿瘤坏死率大于 90% 的预后明显好于不足 90% 者。

影响尤文肉瘤的预后因素有哪些？

（1）治疗前因素　①部位：发生于肢体远端的预后好；②年龄：小于 15 岁预后好于 15 岁以上；③是否有淋巴结或远处转移；④性别：女孩预后好于男孩；⑤大小：大于 8 厘米的肿瘤或乳酸脱氢酶高者预后差；⑥某些遗传学改变：*P53* 过表达，*Ki67* 高表达，*16q* 缺失等预后差；⑦病理性骨折与能否保肢有关，与预后无关。

（2）治疗后因素　①肿瘤是否完全切除；②化疗或放疗是否有效。

（3）治疗后复发病例　①治疗结束 2 年后复发的预后好于 2 年内复发者；②复发的部位；③以前的治疗是否规范。

恶性骨肿瘤的手术应选择截肢还是保肢？哪种手术方式效果好？

在手术治疗中选择保肢还是截肢，是恶性骨肿瘤治疗中所面临的一个实际问题，但需明确的是，保全生命是治疗的主要目的、基本原则和治疗的根本问题，同时也是治疗的最低要求。保留肢体与截除肢体只是在保全生命基础上的两种术式的选择问题。

应当注意，截肢手术不一定是根治性切除，截肢平面和切除边缘选择不当，或者未发现跳跃性病灶，术后也有相当高的复发率。

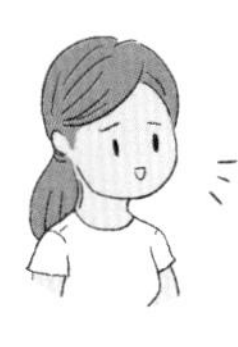

恶性骨肿瘤的手术应选择截肢还是保肢?

在手术治疗中选择保肢还是截肢，是恶性骨肿瘤治疗中所面临的一个实际问题，但需明确的是，保全生命是治疗的基本原则，同时也是治疗的最低要求。

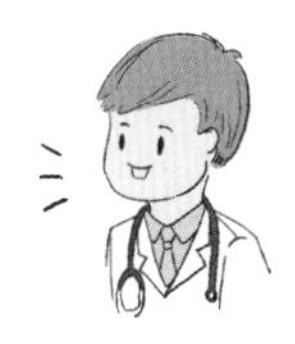

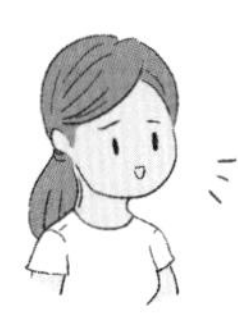

具体截肢和保肢哪种手术方式效果好呢?

两者各有优缺点，保肢相比截肢手术可以明显提高患儿的生存质量和重返社会的自信心，但缺点是术后并发症多于截肢手术。

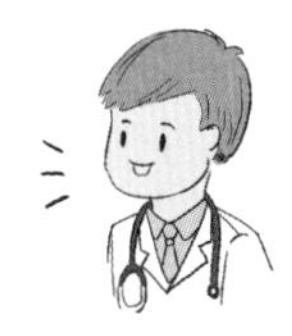

随着化疗的进步，一些患儿通过有效的化疗可以将受累的肌肉或软组织肿瘤全部或部分杀死，可以获得广泛切除和重建，使得能够实施保肢手术的患儿明显增加。很多国内外的医疗机构统计，骨肉瘤的保肢手术的生存率与截肢术相比并没有明显提高，但是保肢手术可以明显提高患儿的生存质量和重返社会的自信心。保肢手术的缺点是术后并发症多于截肢手术，国内文献报道各种并发症达40%~50%。

目前的保肢手术有哪些?

文献报道的保肢手术种类很多，目前主要应用的方法有人工假体置换、自体或(和)异体骨移植和肿瘤瘤段骨灭活与再利用。

保肢手术容易发生哪些并发症？

（1）感染　是保肢手术后最凶险的并发症，一旦发生多数病例仍需要截肢。保肢术后的感染往往发生于手术后 1 ～ 3 个月，感染率在 10% 左右（异体骨移植相对略高一些）。

（2）骨不愈合　常见于异体骨移植和瘤骨灭活再植的病例。早期的报道异体半关节移植的不愈合率在 11% 左右，瘤段骨灭活再植连接处的不愈合率也约为 10%。采用瘤段骨体内原位灭活，则无须担心不愈合问题。异体骨移植和瘤段骨灭活再植不愈合的处理也相对容易，给予再次植骨和内固定大多能获得满意的疗效。

（3）移植骨骨折　是另一种保肢手术后的常见并发症。尤其是异体骨骨折的发生率可达 16% ～ 19%，一般多发生于术后 1 ～ 2 年。骨折的处理可通过植骨、内外固定和假体置换等多种方法治疗，多数可取得较满意的效果。

（4）人工假体的折断与松动　随着骨肉瘤患儿保肢术后生存期的延长，假体的折断与松动的发生率逐年增加，国外报道 5 年的松动率在 20% ～ 25%。对此并发症的处理是进行人工假体的翻修手术。

恶性骨肿瘤的化疗有危险吗？

无论术前还是术后，骨肉瘤和尤文肉瘤均采用较大剂量的化疗，如大剂量甲氨蝶呤、顺铂、蒽环类药物、异环磷酰胺等，复发的尤文肉瘤还可以采用自体干细胞支持下的大剂量化疗，这些药物的化疗不良反应较强，如严重的骨髓抑制合并感染、出血，消化道反应，心、肝、肾等多脏器功能的损伤，听力损伤，血尿等，甚至可能会危及生命，患儿从身心和经济上都会承受较大的痛苦和负担。每种药物在使用上有不同的特点，如水化、碱化、解毒、支持治疗等，一定要在有经验的医生指导下接受化疗，尽量减轻患儿出现的不良反应。

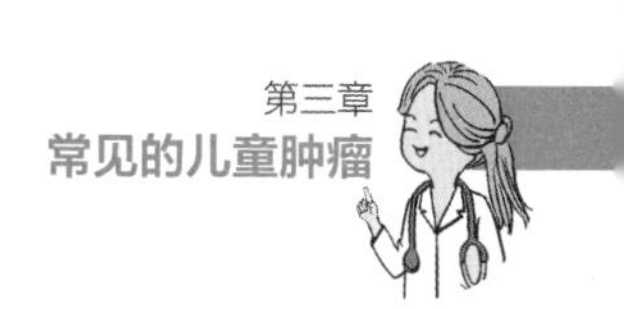

术前新辅助化疗的意义

多数骨肉瘤或尤文肉瘤在确诊后都先进行新辅助化疗。

（1）有效的新辅助化疗可以使大量瘤细胞坏死，肿瘤缩小，明显提高了保肢率，减少术后复发的机会。

（2）可以控制微小转移灶和血型播散，减少转移的机会。

（3）通过肿瘤坏死率来评价肿瘤对化疗药物的敏感性，有助于术后化疗方案的选择。

（4）使肿瘤细胞的活性降低，减少手术中肿瘤细胞扩散的机会。

（5）新辅助化疗的风险就是对于化疗无效的患儿，可以增加在化疗期间肿瘤进展、转移的可能。

手术后还需要辅助化疗吗？

术后辅助化疗是必要的，可以将身体内可能残存的微小病灶清除，减少复发和转移的机会。在骨肉瘤如果病理学显示肿瘤坏死率超过 90%，术后仍可以沿用术前化疗的方案，不足 90% 的病例则需要变更更强的化疗方案。

放疗对恶性骨肿瘤有效吗？

普通剂量的外照射对骨肉瘤的效果有限，但有报道术中超大剂量放疗不离体灭活瘤段骨可以取得一定效果。普通剂量的放疗可以考虑用于转移灶的治疗或减轻症状的姑息治疗。

尤文肉瘤对放疗敏感，对于术后未能完全切除有残留者、某些部位不能切除者、转移灶不能切除者均可以实施放疗，姑息放疗可以用于减轻症状，改善生存质量。

总之，骨肿瘤在儿童及青少年时期较常见，尽早发现并进行治疗，多数患儿可以获得较好的结果。即便是骨肉瘤和尤文肉瘤这样的恶性肿瘤，如果能够早期发现、接受规范的综合治疗，多数患儿不但可以长期生存，而且可能保留肢体获得较好的生存质量。无论有无外伤，一旦家长发现孩子出现肢体疼痛、肿胀后应尽快就医，利于早期发现肿瘤并做出诊断。由于骨肿瘤诊断治疗的复杂性和专业性，应到有治疗经验的医院就诊，接受规范化的诊断和治疗。

（李璋琳）

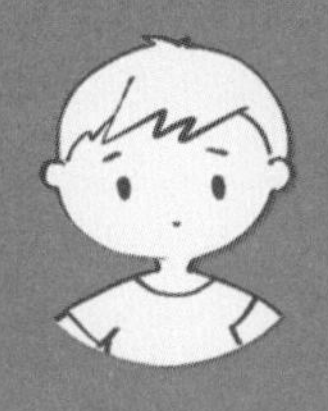

第九节　横纹肌肉瘤

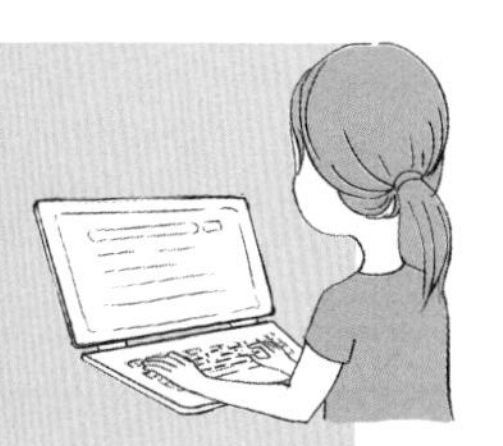

儿童横纹肌肉瘤是起源于间叶组织的一类软组织恶性肿瘤，全身各个部位均可发生，主要表现为无痛性肿块，病理类型以胚胎型横纹肌肉瘤多见。根据患儿的年龄、术前及术后分期、病理类型分为不同的危险度，不同危险度给予不同的治疗，主要包括化疗、放疗和手术治疗。

儿童横纹肌肉瘤（RMS）是起源于间叶组织的一类软组织恶性肿瘤，约占儿童恶性肿瘤的 3.5%，发病率 4.5/100 万，继神经母细胞瘤、肾母细胞瘤之后占第三位颅外恶性实体瘤。2 ~ 6 岁和 15 ~ 19 岁是儿童横纹肌肉瘤发病的两个高峰期。全身各个部位均可发生，最常见于头颈部，其次为泌尿生殖系统和肢体，其他部位少见（图 3–17）。

横纹肌肉瘤有哪些临床表现？

横纹肌肉瘤最常见的共性体征是无痛性肿块，其他特殊性表现因部位而异，与原发灶和转移部位相关。

（1）颈部　软组织肿块；侵犯喉返神经可出现声音沙哑；压迫食管，可出现吞咽困难。

（2）鼻咽部　局部肿胀伴有疼痛；鼻出血；鼻窦炎。

（3）鼻旁窦　局部肿胀伴有疼痛；鼻出血；鼻旁窦阻塞伴有炎症；单侧鼻腔

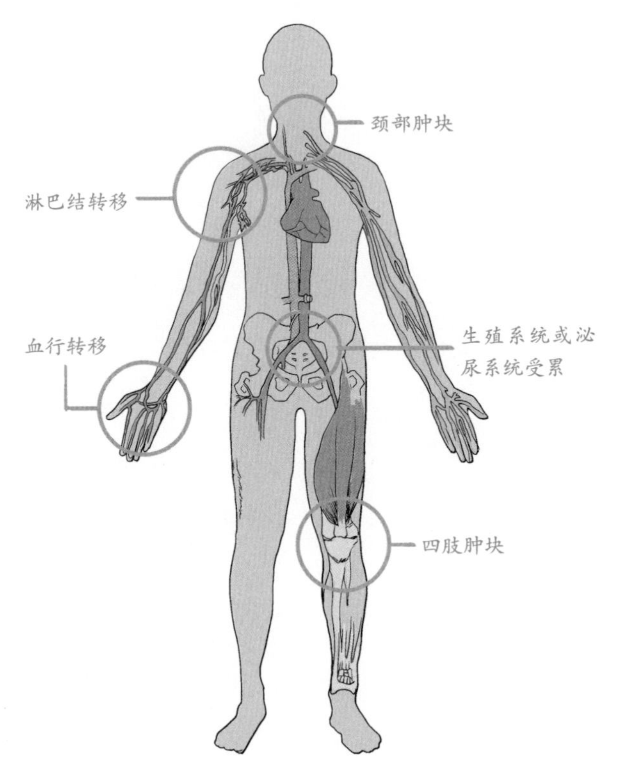

图3-17　横纹肌肉瘤发生部位

分泌物增加。

（4）中耳/乳突　慢性中耳炎，可出现脓血性分泌物；外耳道多发息肉状肿块；周围面神经麻痹。

（5）眼眶　结膜区肿块；眼球外突；眼肌麻痹。

（6）子宫阴道　阴道出血；阴道或宫颈口外突葡萄簇状肿块。

（7）前列腺　血尿；便秘；尿路梗阻。

（8）膀胱　血尿；反复泌尿系感染；尿路梗阻。

（9）附睾　无痛性阴囊或腹股沟肿块。

（10）腹膜后　腹痛；腹部肿块；消化道梗阻。

（11）胆道系统　梗阻性黄疸。

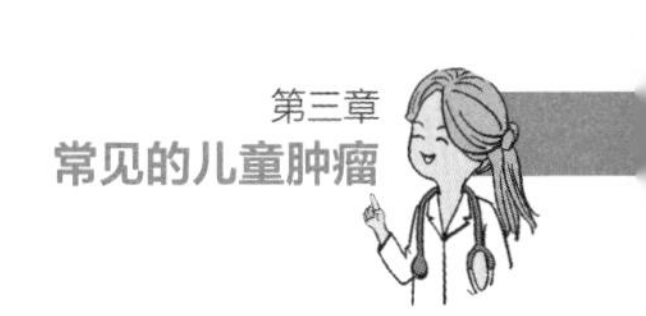

（12）盆腔　泌尿系梗阻；便秘或消化道梗阻。

（13）四肢 / 躯干　无症状或疼痛性肿块。

诊断横纹肌肉瘤需要做哪些检查？

1. 实验室检查

血常规；肝肾功能；凝血常规。

2. 原发灶评估

（1）超声　附睾、前列腺 / 膀胱、胆道系统首选。

（2）CT 扫描　胸腔、腹膜后、脊柱旁和颅骨首选。

（3）MRI　四肢、躯干和头颈部首选。

（4）特殊检查　针对特殊部位，如膀胱镜、阴道镜、喉镜等。

3. 转移灶评估

（1）CT 扫描　胸部 CT 针对所有部位患儿；腹部和盆腔 CT 主要针对原发于盆腔和下肢的患儿，扫描层厚 3 毫米。

（2）骨骼扫描　针对所有骨转移患儿。

（3）MRI/CT　评估原发灶引流区域的淋巴结。

（4）PET–CT　可以评估原发灶的累及范围和全身远处转移灶，由于价格昂贵，限制了其应用。

（5）外科活检　双侧髂骨的骨髓常规和活检；可疑淋巴结需活检明确；四肢起源的横纹肌肉瘤需行前哨淋巴结活检；10 岁以上的附睾横纹肌肉瘤需行同侧腹膜后淋巴结清扫术。

4. 组织活检

原发灶切取活检或穿刺活检，用于病理形态学和基因检测。

横纹肌肉瘤病理上分哪几种亚型？

根据2013年WHO的病理分型可将横纹肌肉瘤分为以下类型。

1. 胚胎型横纹肌肉瘤

儿童最常见类型，类似于7 ~ 10周的胎儿骨骼肌。其又含有两个特殊亚型：葡萄簇状；梭形/硬化型。

2. 腺泡状横纹肌肉瘤

儿童第二常见类型，类似于10 ~ 21周的胎儿骨骼肌。腺泡状的成分必须大于50%才能诊断。

3. 梭形硬化型。

4. 多形性。

★小知识★

横纹肌肉瘤的发生有基因参与吗?

（1）腺泡状横纹肌肉瘤：大部分存在一种特征性基因转位，位于13q14的*FKHR*（*FOXO1*）与位于2q35的*PAX3*或位于1p36的*PAX7*的基因发生转位，形成的融合蛋白作为转录因子参与细胞的增殖，触发肿瘤发生。特征性转位阴性的病例，存在11p15.5杂合性缺失。

（2）胚胎型横纹肌肉瘤：存在11p15.5杂合性缺失，导致一些抑癌基因丢失，结果出现*IGF-2*过度表达，激发肿瘤细胞生长。

（3）DNA的倍性影响预后，胚胎型横纹肌肉瘤更为明显，超二倍体预后更好。

影响横纹肌肉瘤预后的因素有哪些？

（1）*PAX3*/*PAX7–FOXO1*转位　阳性预后差，阴性相对预后好。

（2）肿瘤范围　取决于原发灶和转移范围，局部累及重要器官和（或）伴有多发远处转移预后不好。

（3）肿瘤大小　长径大于5厘米预后差。

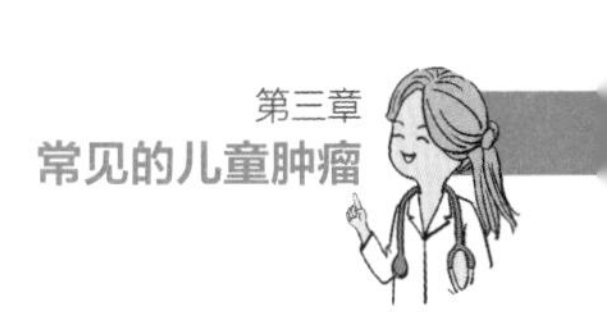

（4）病理亚型　腺泡状横纹肌肉瘤预后差，胚胎型横纹肌肉瘤预后良好。

（5）原发部位　非脑膜旁的头颈部、非膀胱/前列腺的泌尿生殖系统和胆道系统为预后良好部位，其他为预后不良部位。

（6）年龄　1～9岁年龄段预后好，大于9岁预后差。

（7）可切除性　能否扩大切除直接影响预后，残留越多，预后越差。

横纹肌肉瘤如何治疗分组？

第一步：术前分期，即TNM分期[①]，T：肿瘤大小，预后是否良好部位，是否局限解剖区域；N：淋巴结有无转移；M：是否存在远处转移。分为Ⅰ期、Ⅱ期、Ⅲ期和Ⅳ期。

第二步：术后分期，依据包括手术后残留程度；切除的淋巴结阳性与否；有无远处转移。分为Group Ⅰ期、Ⅱ期、Ⅲ期和Ⅳ期。

第三步：危险度分组，依据术前分期、术后分期、病理亚型和年龄，分为低危A组、低危B组、中危组和高危组。

横纹肌肉瘤如何治疗？

1. 局部控制

（1）外科手术　手术目的是切取活检或切除原发灶，亦可选择性清扫转移灶。切除范围应在不影响严重功能障碍或美容前提下行扩大切除术，肢体和眼眶的病灶尽可能不行眼球摘除或截肢术，可结合放疗和化疗控制。严格掌握手术时机，对于存在完全切除可能的病例行一期手术；若存在损伤周围血管、神经等器官风

① TNM分期系统是目前国际上最通用的肿瘤分期系统，首先于1943年至1952年间提出，并于1968年正式出版了第一版《恶性肿瘤TNM分类法》手册。其中T代表“Tumor”，即肿瘤原发灶；N代表“Node”，即淋巴结受累情况；M代表“Metastasis”，即转移情况。

险或残留可能性大，可通过先行化疗，后行二期手术。

（2）放疗治疗　横纹肌肉瘤是中等放疗敏感肿瘤，放疗剂量大小依据病理亚型和手术残留程度而定，放疗剂量范围 10.8 ~ 63 Gy，每日分割剂量多为 180 cGy。调强放疗（IMRT）可以很好完成周围组织保护。

2. 全身控制

（1）低危组　化疗方案为 VAC（长春新碱 + 放线菌素 D+ 环磷酰胺），低危 A 组化疗时间为 22 周，低危 B 组化疗时间为 46 周。

（2）中危组　化疗方案仍然以 VAC 为主，可以交替加入 VTC（长春新碱 + 拓扑替康 + 环磷酰胺）方案，时间 140 周。

（3）高危组　化疗方案仍然以 VAC 为主，可以交替加入 VTC（长春新碱 + 拓扑替康 + 环磷酰胺）和 VI(长春新碱 + 伊立替康)方案，放疗期间加用伊立替康，进行放疗增敏，时间 40 周。

结束治疗后如何随访?

（1）结束治疗第 1 年（每 3 个月）　体格检查，血常规，胸部 X 线，原发灶和转移灶的合适影像学检查，包括 MRI、CT 和超声检查。

（2）结束治疗第 2 ~ 3 年（每 4 个月）　体格检查，血常规，胸部 X 线，原发灶和转移灶的合适影像学检查，包括 MRI、CT 和超声检查。

（3）结束治疗第 4 年（每 6 个月）　体格检查，血常规，胸部 X 线，原发灶和转移灶的合适影像学检查，包括 MRI、CT 和超声检查。

（4）结束治疗第 5 ~ 10 年（每 12 个月）　体格检查，血常规，胸部 X 线，原发灶和转移灶的合适影像学检查，包括 MRI、CT 和超声检查。

（5）结束治疗 10 年后（每 12 个月）　电话随访，还应包括调查青春期发育和生育情况。

（王景福）

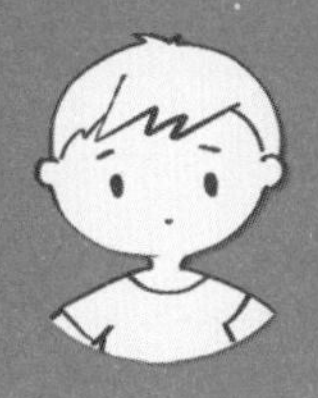

第十节　生殖细胞肿瘤

生殖细胞肿瘤可发生在性腺内，也可发生在颅内、腹部等部位，其临床表现依肿瘤发生的部位而有不同的症状，常见的组织类型有卵黄囊瘤、畸胎瘤。良性肿瘤首选手术切除，恶性肿瘤需要联合化疗（PEB 或 JEB 方案）和手术治疗。

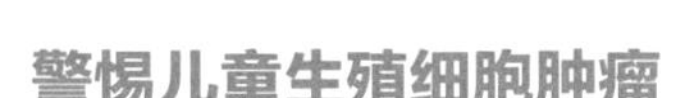

警惕儿童生殖细胞肿瘤

由于生殖细胞性肿瘤可发生于任何一个原始生殖腺正常或异位移行的部位，因此生殖细胞肿瘤除了可以原发于卵巢和睾丸外，还可以发生在性腺外，且多位于中线附近，如松果体、骶尾椎、纵隔腔、后腹腔等。

儿童的生殖细胞肿瘤相对少见，约占儿童恶性肿瘤的 1%，其中 58% ~ 70% 来源于性腺外，其发病率按部位依次为骶骨、腹膜后、纵隔和松果体。

如何诊断儿童生殖细胞肿瘤？

患儿的临床表现依肿瘤发生的部位而有不同的症状。

（1）睾丸生殖细胞肿瘤　以卵黄囊瘤最为多见，初期可于阴囊摸到无痛的肿块，常被误认为阴囊水肿，渐渐可能会有压痛现象，容易转移到后腹腔淋巴结、肝脏、肺部、骨骼等部位，可能会并发其他症状。隐睾症的男童发生恶性睾丸肿瘤的概率为一般男童的 10 ~ 50 倍，所以应及时治疗，以免转变为睾丸肿瘤。

（2）卵巢生殖细胞肿瘤　以畸胎瘤最多，常出现疼痛、恶心、呕吐现象，有时因肿瘤发生扭转、破裂，引起急性腹痛。

（3）骶尾椎生殖细胞肿瘤　常见于婴幼儿，出生就可见肿瘤长于后臀区，女性多于男性，多属良性畸胎瘤。常出现便秘、膀胱功能受影响、下肢轻瘫等症状。

（4）中枢神经系统生殖细胞肿瘤　大部分位于脑部的松果体区，有时也会位于脊柱，可能会引起神经相关的症状，如尿崩症、恶心、呕吐、嗜睡、头痛等。

（5）纵隔腔生殖细胞肿瘤　肿瘤若压迫到气管或支气管，可能引起咳嗽、喘息、胸痛、咳血等症状。

（6）腹膜后生殖细胞肿瘤　可能因肿瘤压迫肠道或泌尿道，造成疼痛、肠梗阻、便秘等。

（7）其他　生殖细胞肿瘤也可能侵犯阴道、子宫等部位，造成异常的阴道出血。少部分的畸胎瘤会发生于咽喉、口腔、眼窝、颈椎等部位，可能会造成呼吸道阻塞。

★小知识★

依据肿瘤的组织来源分类

（1）畸胎瘤。

（2）卵黄囊瘤。

（3）生殖细胞瘤。

（4）其他：较少见，包括恶性胚胎癌、绒毛膜癌、胚组织瘤、性腺母细胞瘤等，这类肿瘤的恶性度高。

发现儿童生殖细胞肿瘤后，还需要哪些检查？

（1）完整的病史收集与身体检查评估。

（2）肿瘤标记物检查　某些生殖细胞肿瘤会分泌特殊的胎儿蛋白（AFP）、人类绒毛膜性腺激素（β-HCG），可作为诊断及治疗的参考依据，同时也是完成治疗后追踪的重要检查之一。乳酸脱氢酶（LDH）是一种与各种实体肿瘤生长

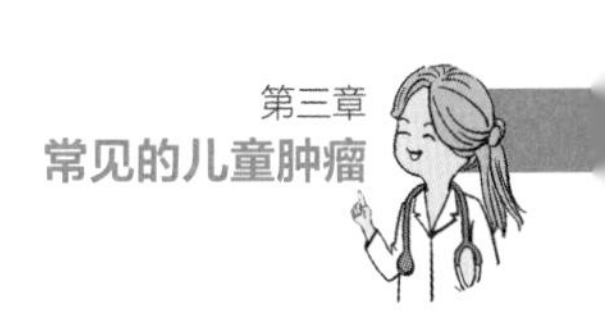

及消退有关的糖分解酶，与肿瘤负荷有一定关系，有助于评估手术治疗的可行性。

（3）胸部 X 线检查　确认是否有肺部转移。

（4）B 超、CT 或 MRI 检查　确认肿瘤部位、大小，以及是否有周围组织侵犯，淋巴结转移及肝脏、肺部转移，甚至中枢神经系统的转移。

（5）骨骼扫描　确认是否有骨骼转移。

（6）病理切片检查　手术取出肿瘤以确认病理组织。

儿童生殖细胞肿瘤的治疗

1. 手术治疗

良性肿瘤首选手术切除，任何局限性恶性肿瘤也应尽可能完全切除，在有效化疗可行的情况下，进展期恶性肿瘤不以切除重要生命器官为代价，应先部分切除或仅取活检，确定组织类型，指导化疗方案的选择，在有效化疗实施后（瘤体迅速缩小、组织学上为成熟畸胎瘤），再择期二次手术可达到最佳的治疗效果（图 3–18）。

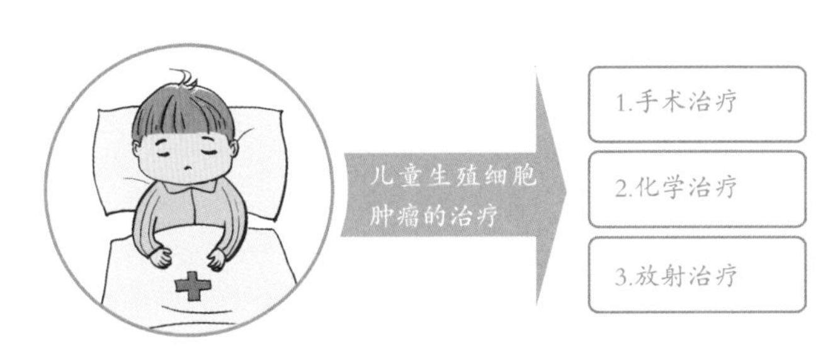

图3–18　儿童生殖细胞肿瘤的治疗

2. 化学治疗

对于儿童生殖细胞肿瘤的化疗方案目前大多数医院采用儿童肿瘤协作组和儿童癌症协作组的 PEB 或 JEB 方案，主要化疗药物包括顺铂（卡铂）、依托泊苷和博来霉素。

3. 放射治疗

射线治疗则主要用于治疗胚细胞瘤或位于脑部的肿瘤，有较佳的疗效。

（张可仞）

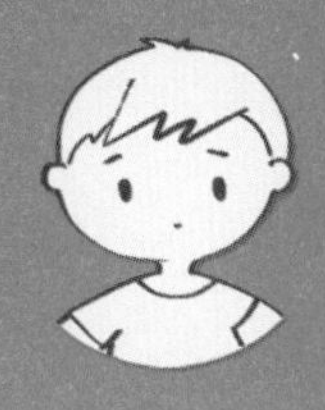

第十一节　甲状腺肿瘤

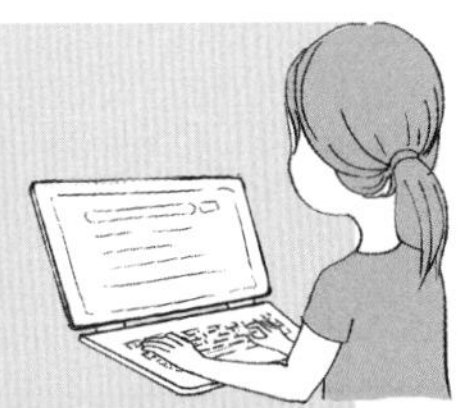

儿童甲状腺肿瘤的发生主要与遗传、接触不良环境、不良生活习惯以及基因突变等综合因素有关，一般分为腺瘤和癌两种，即良性和恶性两种。良性甲状腺腺瘤外科手术摘除后即达到治愈，而恶性甲状腺肿瘤应视患儿具体情况行外科手术切除甲状腺一叶或二叶带峡部，次全还是全切除等不一。此后还需辅助化疗、放射性核素内照射、补充甲状腺素等，具体视患儿病情而定。

全球人群中甲状腺结节发生率在 4% ~ 7%，上海地区人群中近期发生甲状腺结节的比例也不少，特别在用高分辨率超声体格检查时近 50% 人群中有甲状腺结节。儿童中相对少见，有学者统计儿童、青少年发生率在 1.6% ~ 1.8%，但恶性危险性高。加拿大儿童甲状腺结节研究组（2008）报道多中心研究儿童甲状腺结节肿块恶性率约占 43%。

甲状腺有哪些功能？

甲状腺是人体中一个较大的内分泌器官，主要分泌甲状腺激素（TH），包括甲状腺素（T4）和三碘甲状腺原氨酸（T3）。甲状腺激素对人体的生长发育和新陈代谢活动都必不可少。其滤泡旁细胞分泌降钙素参与血钙的调节。甲状腺素过高则发生甲状腺功能亢进，俗称“甲亢”，甲状腺素太少则引起甲状腺功能降低，俗称“甲减”。

儿童甲状腺组织对生长发育十分重要。据研究甲状腺素的主要作用为：①增加全身组织细胞的氧消耗及热量产生；②促进蛋白质、碳水化合物和脂肪的分解；③促进人体的生长发育及组织分化，此作用与机体的年龄有关，年龄越小，甲状腺素缺乏影响越大，胚胎期缺乏常影响脑及智力发育等。

甲状腺的位置

甲状腺位于喉下部和气管上部的前外侧，上达甲状腺软骨的中部，下至第 6 颈椎近气管环处。分左、右两侧叶，不一定对称，但每个叶呈锥体状，成人长 5 厘米，宽约 2.4 厘米，其头朝上，中间以甲状腺峡部相连。有时自甲状腺峡部向上伸出一锥状叶，长短不一，长者可达舌骨（图 3–19）。

在医院里医生检查主要按此解剖部位触扪来发现有无甲状腺肿物。

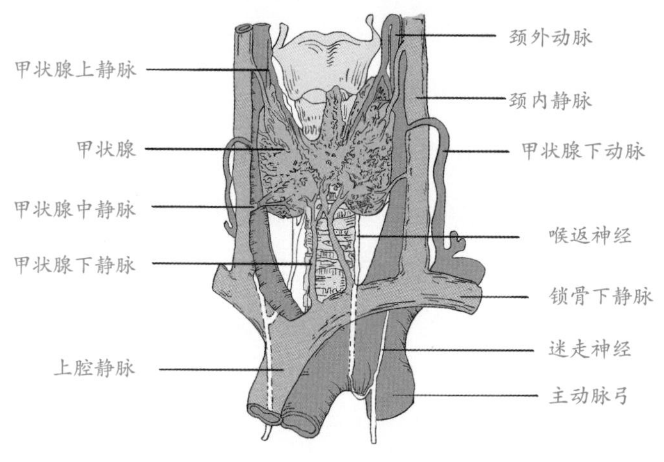

图3–19 甲状腺解剖图

怎么会发生甲状腺肿瘤的？

儿童甲状腺肿瘤发生主要与遗传、接触不良环境与不良习惯以及基因突变等因素有关。先谈谈辐射，甲状腺肿瘤发生与颈部受辐射有关，剂量超过 150 cGy 即可产生“基因”突变生癌。在照射后至产生甲状腺肿瘤表现之间平均潜伏期约

7 年。另外甲状腺髓样癌有家族史，且往往遗传方式为常染色体显性遗传。其他有单独或合并应用缺碘食物、硫脲类药物等也会有影响。

苏联和日本曾先后发生核泄漏现象，许多儿童受到核辐射的影响而引发甲状腺肿瘤，这是十分惨重的教训，所以应关爱儿童健康，远离有辐射的环境。

儿童期甲状腺肿瘤有哪些?

一般分为腺瘤和癌两种，儿童良性肿瘤与恶性肿瘤之比，往往后者高，故发现甲状腺肿块，原则上早期手术切除。

在有些患儿可能把增大的锥体部或一叶误认为甲状腺肿块，如非中毒性甲状腺肿，桥本（Hashimoto）病及 Graves 病等。

恶性甲状腺肿瘤多为乳头状癌，其次为滤泡型癌。良性甲状腺瘤以甲状腺腺瘤为主，也有结节性甲状腺肿等。

临床上患甲状腺癌有哪些表现?

（1）颈前肿物为最常见症状，多数为孤立性甲状腺结节，也有少部分为多发结节，肿物直径大多 >1 厘米。

（2）除肿物外，可伴有声音嘶哑、咳嗽、呼吸困难等。有的可在颈部出现淋巴结肿大。

如何诊断甲状腺肿瘤?

（1）患儿往往发现颈部有肿物到医院求治,可以无其他不适或(和)合并症状。

（2）体检时，医生站在患儿背后，两手在患儿颈前、气管两侧可扪及甲状腺组织及在此部位上方的肿物。

（3）辅助诊断有颈部 B 超（尤其高分辨率含多普勒血流超声）、细针穿刺病理细胞学检查，放射性核素扫描、CT 和 MRI 检查等。

（4）诊断金标准　对于患儿一般细针获取样本少，故大多需手术探查、术中快速冰冻病理及术后标本石蜡切片（HE）病理。

发现儿童甲状腺肿瘤后，还需要哪些检查？

明确甲状腺肿物后，除了上述检查外，还可以做一些其他辅助检查，进一步完善治疗前准备及必要评估：①甲状腺功能试验（T3,T4，TSH 等）；②放射性核素闪烁孤立低功能或高功能结节；③测定甲状腺癌的标记物，如外周血中半乳糖凝集素-3 浓度，遗传易感基因（*PTC*，*XRCC3*，*TPO*，*TSHR* 等）；④甲状腺球蛋白是检测甲状腺肿瘤残留和转移的有效标志物。

警惕儿童甲状腺肿瘤是“二次肿瘤”？

所谓“二次肿瘤”是指在原发肿瘤治疗完成后至少 2 个月以上又发生组织学上另一种独立的恶性肿瘤。

甲状腺肿瘤发生除了与颈部受辐射有关外，另一种导致甲状腺肿瘤的危险因素则是以往儿童期因恶性肿瘤采用放疗和（或）化疗后引发的“二次肿瘤”。如白血病、霍奇金（Hodgkin）病等。有学者解释因化疗和放疗治疗一年内刺激垂体促甲状腺素（TSH）分泌增多，经潜伏期 10 ~ 20 年后又发生甲状腺肿瘤的病例报道并不罕见。

儿童甲状腺肿瘤的治疗

良性甲状腺腺瘤外科手术摘除后即达到治愈，而恶性甲状腺肿瘤应视患儿具体情况而做出外科手术切除甲状腺一叶或二叶带峡部，次全还是全切除等不一，但要注意：

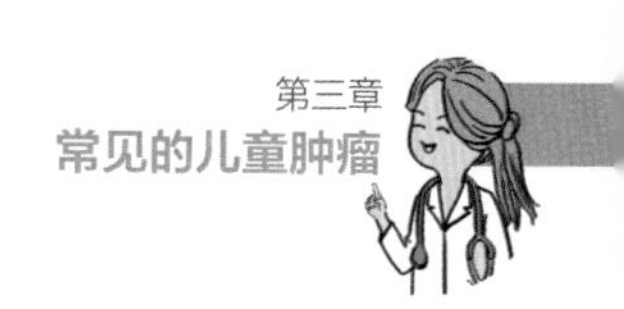

（1）术中冰冻及取样本作石蜡切片了解肿瘤性质、病理类型。

（2）手术中注意周边淋巴结冰冻报告，做相应淋巴结清除。

（3）术中注意保护甲状旁腺组织、喉返神经及注意甲状腺上动脉断离回缩等。

（4）术后每日服用甲状腺素 60 ~ 180 毫克，或 L-甲状腺素钠 0.1 ~ 0.3 毫克，作用是抑制 TSH，减少激素对肿瘤生长的刺激作用。

（5）术后辅助甲状腺肿瘤放射性核素 ^{131}I 治疗。

患儿出院以后，一定要按医生医嘱服用药物、其他辅助治疗及配合定期随访复查。目的是了解手术后有无并发症及肿瘤复发等问题。当然营养、休息、适量运动也很重要，且随时关切患儿心理状态。

预后：儿童甲状腺恶性肿瘤经手术、化疗、放射性核素等综合治疗后，疗效一般是满意的，死亡率仅 0.7%。美国近期发表的一组儿童甲状腺肿瘤预后随访报告显示死亡率低且 10 年生存率 >90%。约 5% 病例局部复发但仍可采用再手术、化疗或放疗等综合措施治疗。

★小知识★

谈谈儿童甲状腺微小乳头状癌（PTMC）

世界卫生组织曾将肿瘤直径≤ 10 毫米的甲状腺乳头状癌称为甲状腺微小乳头状癌（PTMC）。其主要依靠影像学采用高分辨率超声诊断及超声引导下的细针穿刺活检。可能因病理细胞学的不确定性还可联合检测分子标志物，如 RAS、BRAF、TERT 等。一旦明确诊断应及早外科手术干预。

但对儿童直径 <10 毫米的甲状腺微小乳头状癌，因细针穿刺困难者，应及早手术活检、切除。对以下情况可考虑严密观察：①非病理高危亚型；②肿瘤直径 <5 毫米；③肿瘤不靠近甲状腺被膜且无周围组织侵犯；④无甲状腺肿瘤家族史；⑤患儿及家长心理压力大，不积极配合者；⑥无童年期颈部放射辐射史；⑦无淋巴结或远处转移依据。

（施诚仁）

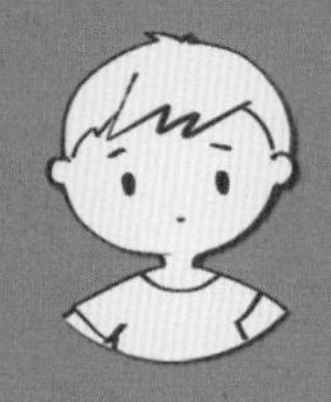

第十二节　血管瘤

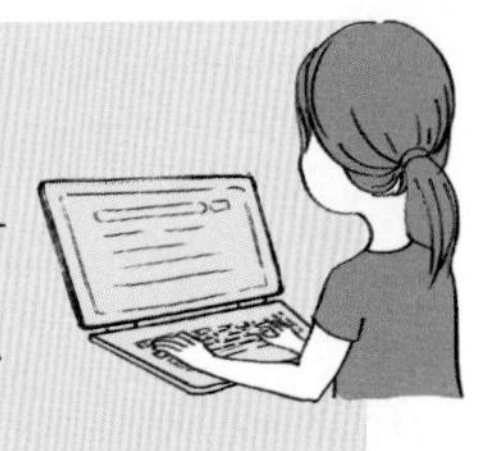

血管肿瘤属于脉管畸形的一部分，共分为十余种，以婴幼儿型血管瘤多见。常用治疗方法有口服普萘洛尔、外用药膏、瘤体内注射治疗、物理压迫、糖皮质激素、手术等。

小张最近生了一个女宝宝，宝宝长得水灵，皮肤白嫩，惹人喜爱。可是宝宝出生 10 天，在其左下眼睑处皮肤长出红色的小点，之后迅速增大，皮肤隆起，导致左眼睁眼困难，这可急坏了小张，带宝宝至医院检查后小儿外科医生诊断为婴幼儿型血管瘤，建议积极治疗。小张满脑子疑问：这是怎么回事？本来好好的，为什么会出现这种情况？能治好吗？是吃坏东西了吗？……

那什么是婴幼儿型血管瘤呢？婴幼儿型血管瘤是“血管瘤”的一种类型。日常生活中，我们把婴幼儿体表红色、青紫色包块或斑块，如“草莓状血管瘤”“胎记”“葡萄酒色斑”“血管痣”等统称“血管瘤”。有些“血管瘤”出生时有，生后继续增大；有些出生时很大，出生后逐渐变小；有些出生后 1 ~ 2 周开始出现，并迅速增大；有些出生时是青紫色包块，出生后蔓延生长。这是怎么回事？下面我们讲讲儿童“血管瘤”。

“血管瘤”有哪些，如何分类？

国内所称的“血管瘤”在国际上是指脉管异常性疾病，它包括血管肿瘤和脉管畸形两大类。血管肿瘤分为十余种，如婴幼儿型血管瘤、先天性血管瘤、卡波西样血管内皮瘤等，其中最多见的是婴幼儿型血管瘤。脉管畸形是以淋巴管畸形、静脉畸形、毛细血管畸形（葡萄酒色斑等）、动静脉畸形等为代表。以往所说的“草莓状 / 杨梅状血管瘤、海绵状血管瘤、蔓状血管瘤”是一种旧的外观形态学上的分类，临床一般较少采用。具体分类详见图 3-20。

血管肿瘤
- 婴儿型血管瘤（A）
- 先天性血管瘤（B）
  - 快速消退型
  - 无消退型
  - 部分消退型
- 化脓性肉芽肿（C）
- 簇状血管瘤
- 卡波西样血管内皮瘤（D）
- 梭形细胞血管瘤
- 血管外皮细胞瘤
- 上皮样血管瘤

脉管畸形
- 微静脉畸形（E）
  - 中线型微静脉畸形
  - 微静脉畸形
- 静脉畸形（F）
- 动静脉畸形
- 混合畸形
  - 静脉-淋巴管畸形
  - 静脉-微静脉畸形

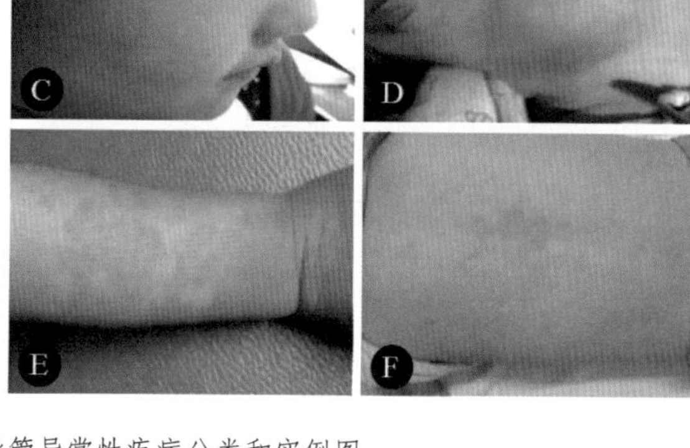

图3-20　脉管异常性疾病分类和实例图

为什么会患脉管异常性疾病?

发病原因尚不清楚，可能与以下几方面有关：

（1）婴幼儿型血管瘤一般认为与胎盘因素、胚胎与胚胎血管发育异常、血管生成、雌激素等因素有关。

（2）脉管畸形为先天性，部分类型病变与相关基因突变有关。

与家长担心的怀孕期间感冒、饮食习惯、遗传因素尚无直接的关系。

儿童“血管瘤”有何特点？

“血管瘤”是婴幼儿最常见的一类疾病，由于“血管瘤”种类繁多，每种类型转归不尽相同，建议患儿家属携患儿到正规医院就诊和咨询。这里就血管肿瘤中最常见的婴幼儿型血管瘤为例：

（1）发病率高（儿童中可达 4% ~ 5%），一般女性明显多于男性，早产儿易发，好发于头面部、颈部、会阴部、四肢等。

（2）自然病程分四个阶段：一般于出生后 1 周至 1 个月内出现，3 ~ 9 个月内快速增长（增生期），9 个月至 1 岁以后有自行消退趋势（消退期），并于 3 ~ 9 岁消退完成，约 90% 可于 5 岁前完全消退（消退完成期）。

（3）自然消退一般不留瘢痕，残留部分脂肪及纤维组织，外观无明显影响，对儿童一般无明显危害。

（4）但部分生长特别迅速或位于颜面部、颈部、咽部、舌部、会阴等特殊部位者，可影响容貌或压迫邻近器官影响功能，易出现疼痛、溃烂等并发症，严重者甚至威胁生命，需要积极干预。

什么是脉管畸形？

脉管畸形，即先天性脉管发育畸形（包括毛细血管、静脉、动脉和淋巴管发育畸形）。具有以下特点：

（1）一般出生即有，随身体生长成比例性的增大。

（2）常见的有葡萄酒色斑、鲜红斑痣、浅表脉管畸形、深部脉管畸形等。

（3）位于颜面部者可一定程度上影响容貌，位于浅部者常伴局部疼痛，部分可出现溃疡、出血等并发症，严重的可引起活动受限；累及肝脏、脾、肾脏等重要脏器时，可能影响器官功能，甚至威胁生命。

（4）合并脉管畸形的复杂综合征，病变涉及多系统，发病表现亦不同。

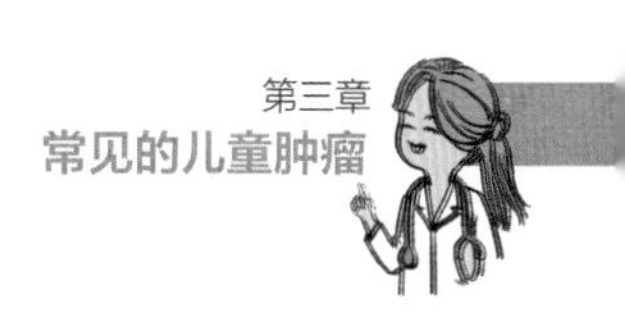

“血管瘤”有什么安全、有效的治疗方法？

婴幼儿型血管瘤患儿需要积极治疗的按以下方法进行处理：

（1）治疗方案应根据病变性质、类型、生长速度、部位及有无并发症等，个体化选择适当的治疗方法。

（2）治疗方法选用原则　尽可能采用以接近自然消退的“非破坏性”治疗方法，按个体化选择治疗效果好、不良反应小的方法。

（3）常用治疗方法有口服普萘洛尔、外用药膏、瘤体内注射治疗、物理压迫、糖皮质激素、手术等。

切勿过度治疗、过激治疗，尤其勿采取一些容易残留瘢痕、色素沉着等“破坏性”的治疗方法，如冷冻治疗、放射治疗、铜针治疗等被业内专家摒弃的治疗方式。其他类型血管肿瘤的治疗不在此赘述，建议家长找专业“血管瘤”专家诊治。

对于畸形而言，治疗时机及方法上应结合病灶大小、性质、对患儿影响大小以及患儿对治疗方式耐受能力进行个体化治疗。

（1）毛细血管畸形（鲜红斑痣、葡萄酒色斑、微静脉畸形）可采用局部化妆、美容、文身，手术切除、植皮，或特殊激光治疗，如葡萄酒色斑可首选脉冲染料激光治疗。

（2）局部小范围、肢体、皮下、肌肉海绵状静脉畸形：可手术切除、硬化剂（聚桂醇、聚多卡醇、平阳霉素）局部注射治疗。

（3）内脏如肝脏脉管畸形可手术切除或介入栓塞治疗。

（4）混合畸形或巨大复杂病例，如斯特奇–韦伯（Stuger–Weber）综合征、K–T综合征等情况，则应相应综合处理。

社会上常说的“国际新方法”可以治疗婴幼儿型血管瘤吗？

目前网络、电视、报刊等广告媒介提出“超声微介导”“高频电凝微创治疗”

“复合窄光谱光动力”等所谓“国际先进新技术”，其原理是通过物理或化学的方法产生热量，高热量致使血管内皮细胞变性坏死，本质仍为“破坏性”治疗方法。这些治疗方法，片面追求商业利益，无法达到理想的疗效，并有可能给孩子造成严重的后果，如瘢痕、毁容、严重感染、肢体功能障碍并畸形，甚至威胁生命（部分非正规医院不当治疗的患儿照片，图 3–21）。

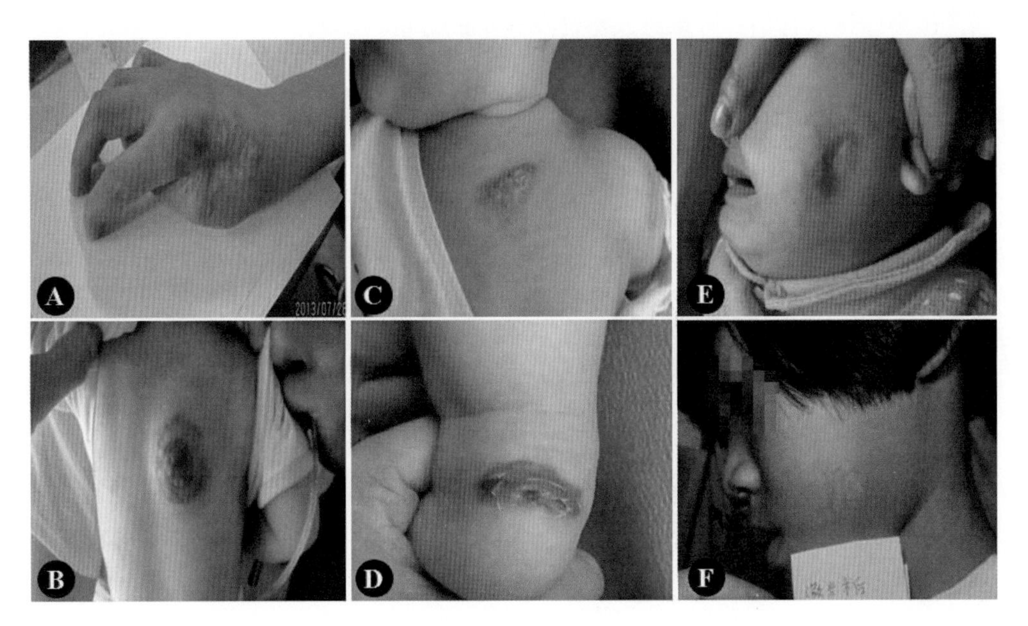

图3–21　不当治疗引起并发症
A：肢体功能障碍并畸形；B：严重感染合并溃烂；C和D：遗留瘢痕；E和F：颜面部毁容

其他类型“血管瘤”有何危害？如何治疗？

对于其他真性肿瘤，较常见的如先天性血管瘤、卡波西样血管内皮瘤等，在此分别做说明。

先天性血管瘤是一种比较特殊的血管瘤，出生时就可见于体表，所以称先天性血管瘤，一般瘤体较大，直径可达 5 ~ 6 厘米，大约有“鸡蛋”大小，部分病例可能在胎儿后期孕检超声检查发现“包块”。瘤体外观上可呈红色至黄褐色偏黑，但它在出生后就不再有明显增殖生长，一般直接进入自然消退期。根据消退的速度分为快速消退型、非消退型及部分消退型先天性血管瘤三种类型。前者瘤体在出生后 6 ~ 10 个月可快速消退，部分消退型瘤体存在一定消退趋势，非消退型瘤体不消退，前者较后两者多见。对于快速消退型先天性血管瘤部分病例外观看上去有些可怕，但一般积极观察，辅以局部加压即可自行消退（图 3–22）。对于非消退型及部分消退型，可视具体情况选择行手术治疗。

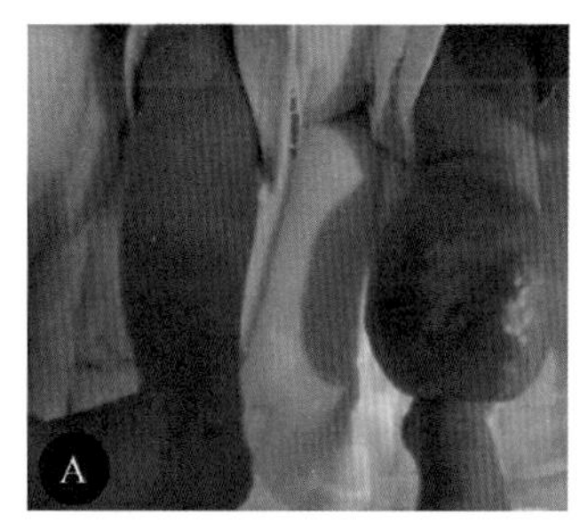

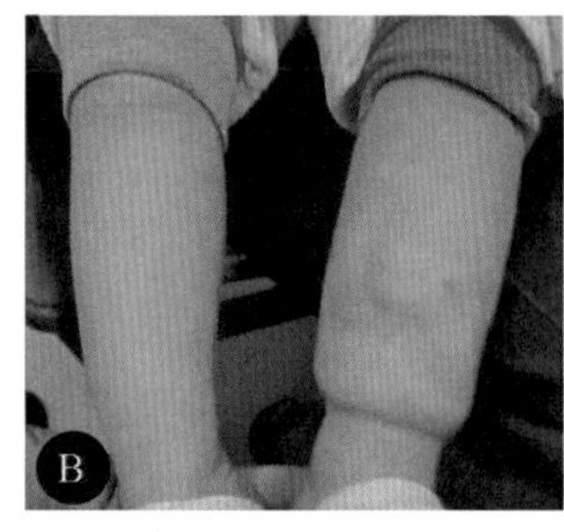

图3–22　先天性血管瘤

患儿左侧下肢小腿部先天性血管瘤。A：患儿出生第5天时，快速消退型血管瘤位于患儿左小腿部，瘤体较正常右侧消退明显增大；B：经过弹力绷带治疗11个月后，瘤体明显缩小，逐渐恢复正常，小腿功能正常

其他类型如卡波西样血管内皮细胞瘤、簇状血管瘤等（图 3–23）。卡波西样血管内皮瘤是较少见的脉管内皮源性肿瘤，呈局部侵袭性生长，多位于头颈部（40%）、躯干（30%）及四肢（30%），直径一般 >5 厘米，病灶局部表现为红紫色稍隆起的包块，伴有疼痛。超过一半病例常伴有卡萨巴赫–梅里特（Kasabach–Merritt）现象（KMP），表现为瘤体迅速增大，消耗性凝血功能异常，严重的血小板减少（$< 25 \times 10^9$/L，甚至 10×10^9/L 以下），死亡率高达 30%，建议家长尽早带孩子到医院检查治疗。部分卡波西样血管内皮瘤病例可于 2 岁后消退，但也可一直表现为持续慢性疼痛和硬块。治疗上一般采用激素治疗，对于激素抵抗者可选用长春新碱或西罗莫司治疗，也可手术切除治疗。

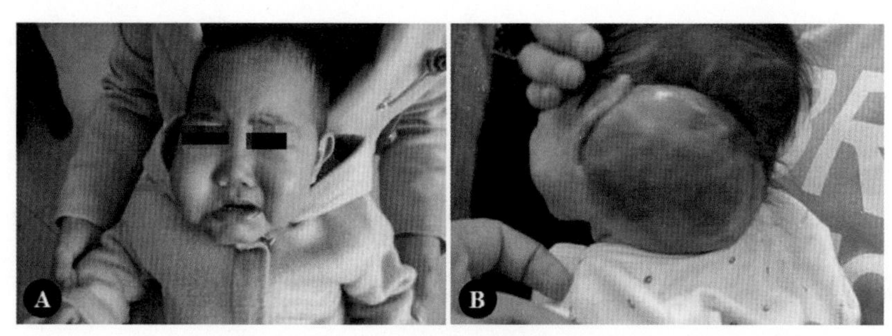

图3-23　卡波西样血管内皮细胞瘤伴有卡萨巴赫-梅里特现象
A：右侧腮腺区卡波西样血管内皮细胞瘤伴有卡萨巴赫-梅里特现象；B：左耳后颈部卡波西样血管内皮细胞瘤伴有卡萨巴赫-梅里特现象

由于部分“血管瘤”往往涉及影响美容或毁型，容易导致家长产生焦虑心理，易轻信一些不实媒体虚假宣传，造成患儿接受不当治疗或病情延误，建议家长一定要找正规医院专业专科医生诊治，切忌“病急乱投医”。

（刘　潜）

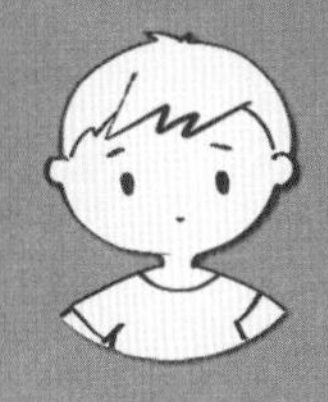

第十三节　淋巴管畸形

淋巴管畸形是淋巴管发育畸形所形成的，属于先天性脉管畸形，常见于儿童及青少年，好发于舌、唇、颊及颈部。按其临床表现及组织结构可分为毛细管型、海绵状型及囊肿型三类，目前治疗方法主要有手术、硬化剂注射等。

淋巴管畸形是淋巴管发育畸形所形成的，属于先天性脉管畸形，既往称淋巴管瘤。淋巴管畸形常见于儿童及青少年，好发于舌、唇、颊及颈部，按其临床表现及组织结构可分为毛细管型、海绵状型及囊肿型三类，毛细管型由淋巴管扩张而成，此扩张的淋巴管内含有淋巴液；海绵状型淋巴管扩张更为严重，呈多个囊腔状；囊肿型淋巴管畸形则由扩张更加严重的淋巴管构成，其扩张形成多房性较大囊腔，囊腔内充满淋巴液，故此型又称囊状水瘤。

为什么会患淋巴管畸形？

淋巴管畸形发病原因尚不清楚，现有的观点认为淋巴系统先天发育缺陷，或者全身发生炎症、外伤、激素水平发生改变等原因导致淋巴管道阻塞，造成淋巴液潴留，最终淋巴管膨大成团状，形成淋巴管畸形。

淋巴管畸形有哪些危害？

淋巴管畸形常发生在人体含有丰富淋巴管组织的部位，多数患儿表现为局部柔软包块，无压痛，可推动，包块随着时间可缓慢增大。根据病变范围可分为局限型和弥散型，根据部位可分为浅表和深部，浅表淋巴管畸形主要是影响美观，深部淋巴管畸形可出现相邻器官受压的表现，严重者可威胁生命。而且部分淋巴管畸形还可出现出血、感染或破溃等并发症（图 3-24）。

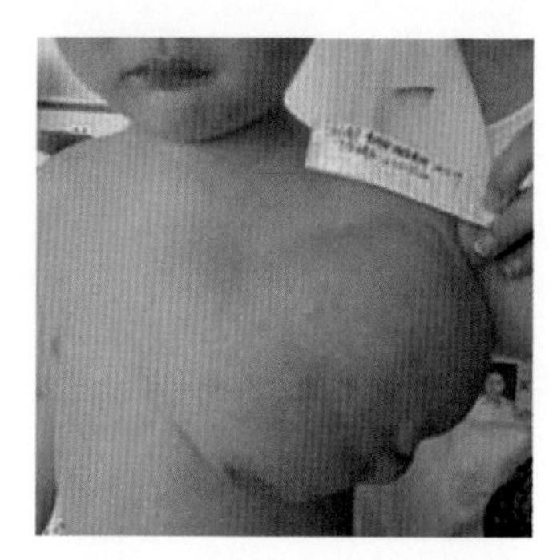

图3-24　胸臂巨大淋巴管畸形

如何诊断淋巴管畸形？

根据淋巴管畸形生长特点，多数为无痛性，缓慢增大的包块，如家长发现孩子身体部位出现不明原因包块，应该及时到医院就诊，医生可能会通过体检初步判断，并根据初步诊断，对包块进行相应的检查，如彩色多普勒超声，也可以对包块进行穿刺抽液，典型病例可抽出黄色液体。如进一步检查可行 CT 或 MRI 检查，可更清楚显示畸形淋巴管与周围组织及脏器的关系，并和其他实性肿物，如脂肪瘤、甲状舌管囊肿、舌下囊肿、舌下脓肿、腮裂囊肿等相鉴别。

如何治疗淋巴管畸形？

淋巴管畸形属良性病变，但极少自然消退，由于好发于头颈部，与重要结构毗邻，为临床治疗带来了一定的困难。

目前治疗方法主要有手术、硬化剂注射等。手术是治疗淋巴管畸形的主要方法，但由于淋巴管畸形病变边界不清，术中很难辨认与正常组织的界限，对范围较大的微囊型淋巴管畸形很难手术根治，术后仍有复发的可能，可采用硬化剂注射治疗。硬化剂注射治疗是微创、美容的治疗方式，主要是使用聚多卡醇（国产聚桂醇）、平阳霉素等硬化剂，通过肿块内直接注射药物，使畸形的淋巴管产生无菌性炎症，破坏内皮细胞，减少淋巴液的产生，并刺激成纤维细胞和胶原纤维的增生，导致淋巴管道闭塞，达到畸形消退的目的。各种治疗方法各有优势与适应证，具体选择需根据孩子的年龄、畸形类型、畸形部位及畸形大小来决定。

因此如果你的孩子患了淋巴管畸形，建议家长前往正规医院，通过进一步的检查与诊断，确诊后根据病情制订合适的治疗方式，切勿病急乱投医，对孩子造成不必要的伤害。

（刘　潜）

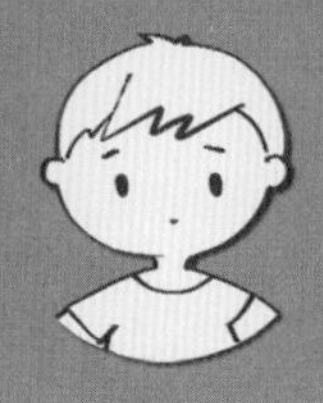

第十四节　恶性组织细胞病

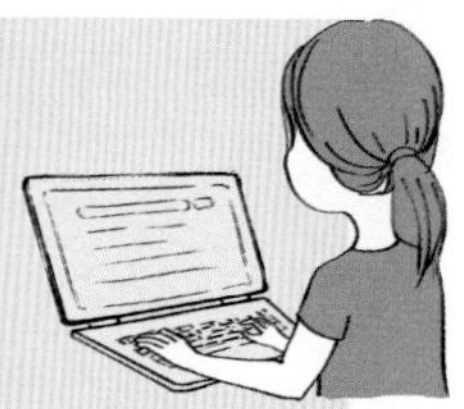

恶性组织细胞病是指组织细胞或者单核细胞恶性增殖的一类疾病，儿童罕见。临床表现为发热、皮疹、骨质破坏、肝脾淋巴结肿大、皮肤或脏器包块、贫血出血等表现不一，常见的有朗格汉斯组织细胞肉瘤、树突细胞肉瘤和急性单核细胞白血病。

恶性组织细胞病是指组织细胞或者单核细胞恶性增殖的一类疾病，儿童中较罕见。临床表现为发热、皮疹、骨质破坏、肝脾淋巴结肿大、皮肤或脏器包块、贫血出血等，病理学表现为恶性细胞学特征的肉瘤或者白血病，治疗常需要手术、化疗或者放疗等综合治疗，但是病情进展快、预后欠佳，常累及全身脏器甚至死亡。

恶性组织细胞病包括哪些疾病？

恶性组织细胞病包括朗格汉斯组织细胞肉瘤、树突细胞肉瘤和急性单核细胞白血病等疾病，儿童均少见。其中树突细胞肉瘤包括交指状树突细胞肉瘤（IDCS）和滤泡树突肉瘤（FDCS）等。

儿童恶性组织细胞病的发病率是多少？

组织细胞肉瘤仅占所有淋巴造血系统肿瘤的 1%，最常见于成人，男女比例相近，婴幼儿和儿童偶见。朗格汉斯肉瘤几乎全部见于成人，儿童罕见。IDCS 和 FDCS 病例罕见，个例报道见于成人和青少年，儿童极其罕见。而儿童急性单

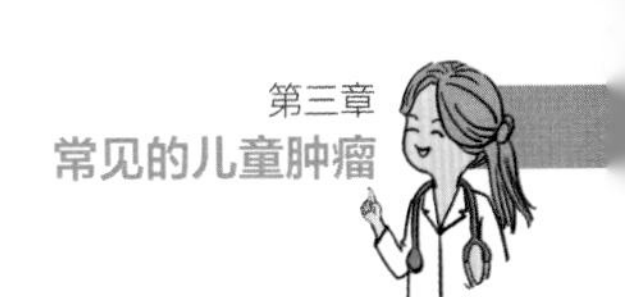

核细胞白血病发病亦少见，占儿童急性非淋巴细胞白血病的 10% 左右，且仅占全部儿童白血病的 3% 以下。总之，儿童恶性组织细胞病非常少见。

如何诊断儿童恶性组织细胞病？

（1）患儿表现皮疹、发热、骨质破坏、肝脾淋巴结肿大、皮肤包块、脏器侵犯、贫血等一种或者多种表现。

（2）体检皮肤皮疹、包块、淋巴结肿块等，抗炎或者局部治疗无效，需要行穿刺或者活检病理进行诊断。

（3）辅助诊断有 B 超（尤其高分辨率含多普勒血流超声）、细针穿刺病理细胞学检查、放射性核素扫描、CT 和 MRI 检查等。

（4）诊断标准：组织病理表现有明确恶性细胞学特征的肿瘤细胞：瘤细胞核染色质异常显著，核仁清晰，核分裂比例高。恶变细胞为组织细胞、单核细胞或者树突细胞。免疫表型常表达 CD1α 阳性，S100 阳性 , Langrin（CD207）阳性和 CD68 阳性。

儿童恶性组织细胞病与哪些疾病鉴别？

儿童恶性组织细胞病罕见，需要和其他恶性及良性肿瘤进行鉴别。

（1）朗格汉斯细胞组织细胞增生症（LCH） 多见于婴幼儿，表现以骨质破坏、皮疹包块甚至肝脾肿大等表现，部分患儿甚至骨髓侵犯表现贫血出血。诊断是通过组织病理表现嗜酸细胞浸润，细胞无异质性，免疫表型 CD1α 阳性，S100 阳性 , Langrin（CD207）阳性，但进展缓慢，表现单系统累及或者缓慢的多系统侵犯的患儿，预后良好。

（2）非霍奇金淋巴瘤（NHL） 大年龄儿童多见的儿童血液系统肿瘤，以颈部、腹部肿块多见，偶见皮肤肿瘤和骨髓侵犯，组织病理显示原始幼稚淋巴细胞，

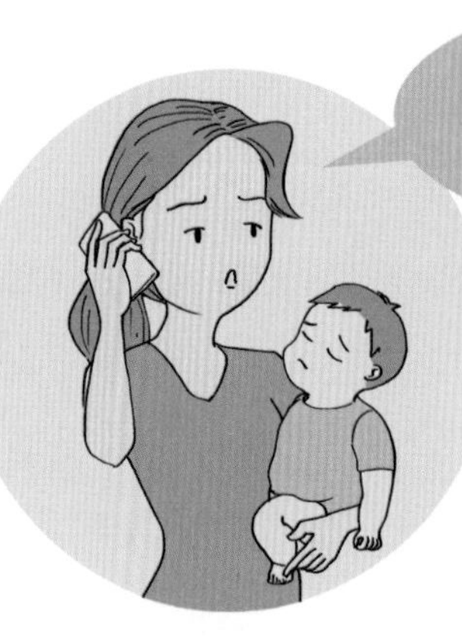

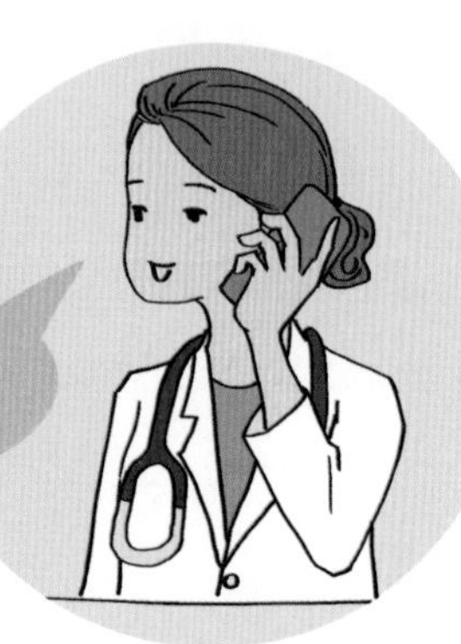

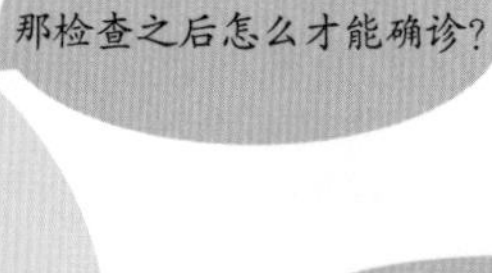

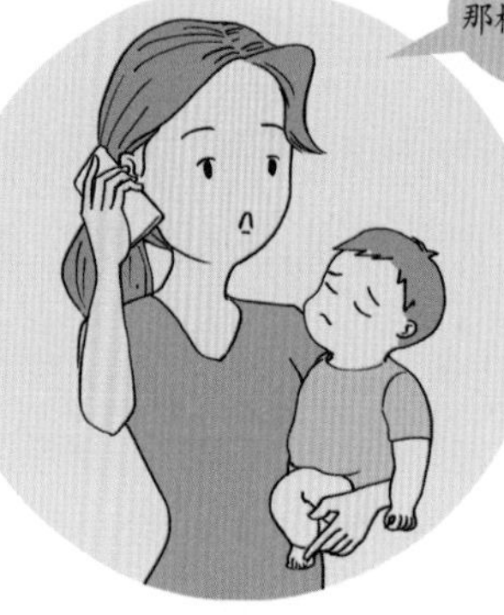

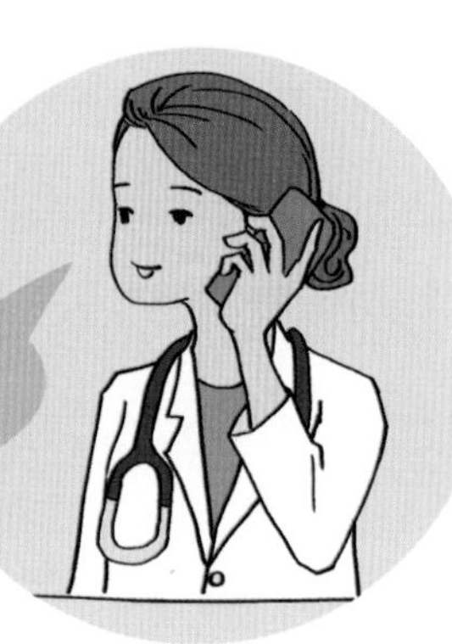

免疫表型 CD20 阳性 ,CD22 阳性，CD79α 阳性的 B 细胞淋巴瘤或者 CD45RO 阳性 ,CD99 阳性，ALK 阳性的 T 细胞淋巴瘤或者间变性大细胞淋巴瘤 , 偶见 CD16 阳性和 CD56 阳性的 NK 细胞淋巴瘤。化疗敏感，预后较好。

（3）噬血细胞淋巴组织细胞增生症（HLH） 以全身组织细胞活化为特征的临床综合征，主要临床表现有持续发热、肝脾肿大、全血细胞减少、凝血功能障碍和组织细胞吞噬血细胞等，严重者可累及中枢神经系统。组织病理可见吞噬细胞，进展快预后差，需要化疗甚至干细胞移植根治。

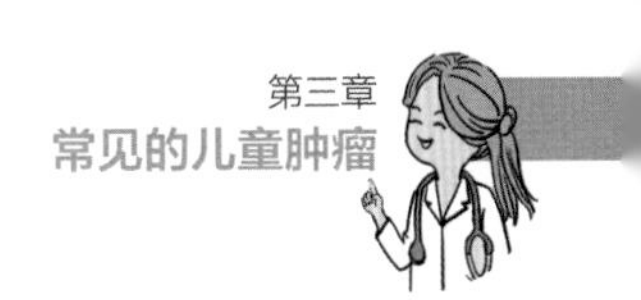

儿童恶性组织细胞病如何治疗？

不同类型的恶性组织细胞病预后不同，但是总体治疗原则类似。

（1）朗格汉斯肉瘤和树突细胞肉瘤　手术切除、化疗、局部放疗为主的综合治疗，但疾病进展快、易复发，常在起病 2 年内死亡，总体预后不佳。

（2）急性单核细胞白血病　因对化疗相对敏感，所以治疗以化疗为主，按照急性非淋巴细胞白血病治疗方案进行化疗，少数患儿因难治或者复发行异基因干细胞移植，总体治愈率为 50% ~ 70%。

（翟晓文）

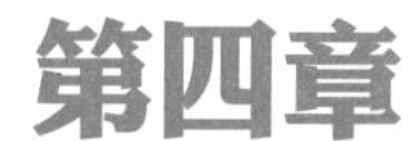

第四章 肿瘤患儿的饮食与营养

肿瘤患儿的饮食与营养是肿瘤治疗中重要的一部分，其目标是逆转或者延缓营养不良，进而防止与之相关的并发症或死亡。对于不同时期的肿瘤患儿建议个体化治疗，在肿瘤治疗期间可出现多种消化道症状，包括厌食和恶心、味觉和嗅觉改变、口干、口腔和咽喉部溃疡、吞咽困难、便秘和腹泻等，针对不同的症状需给予不同的饮食建议。

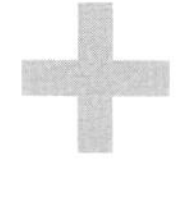

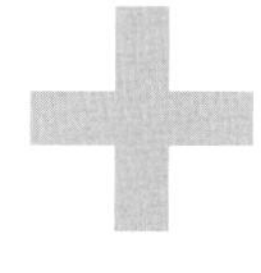

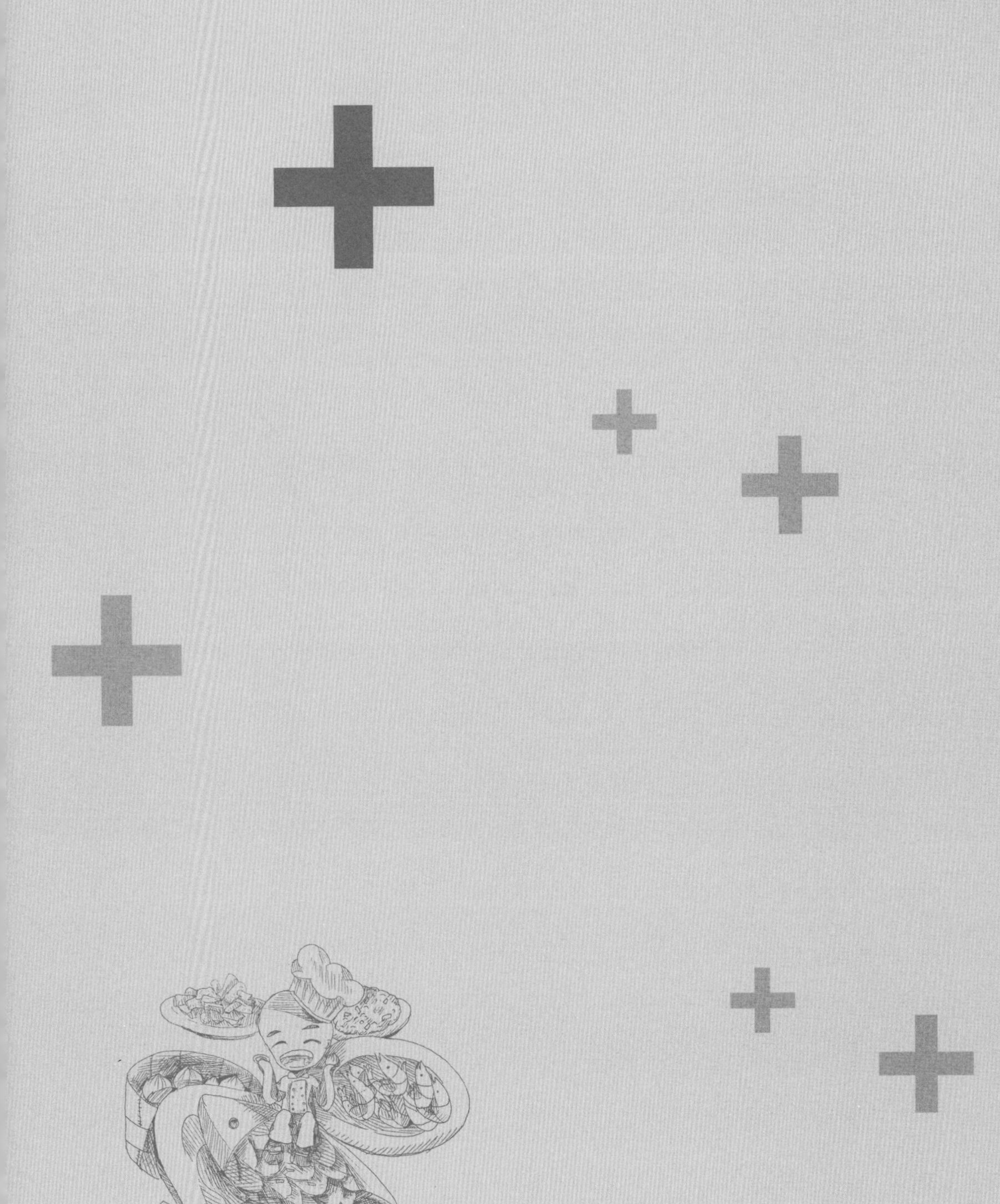

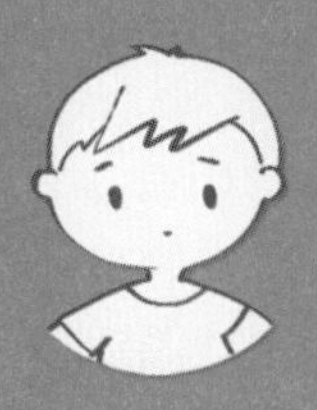

第一节　七种常见肿瘤症状的膳食宜忌

肿瘤患儿根据其肿瘤类型、进展情况和治疗方式的不同，可出现多种影响营养状况的不良反应和并发症。应根据具体情况给予适宜的饮食。

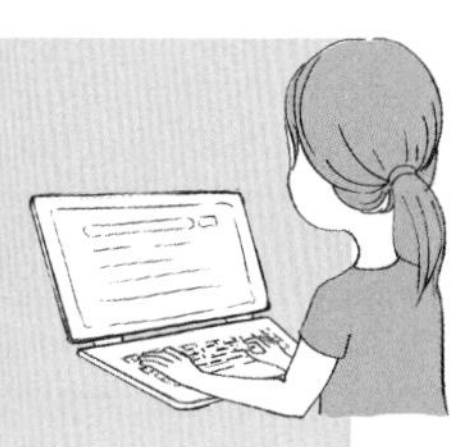

肿瘤患儿根据其肿瘤类型、进展情况和治疗方式的不同，可出现多种影响营养状况的不良反应和并发症。如果不及时处理，可能造成或加重营养不良，影响治疗效果，影响疾病预后。同时，在饮食上，也应有一定的取舍，以下是常见影响营养状况的症状及饮食措施（图 4–1）。

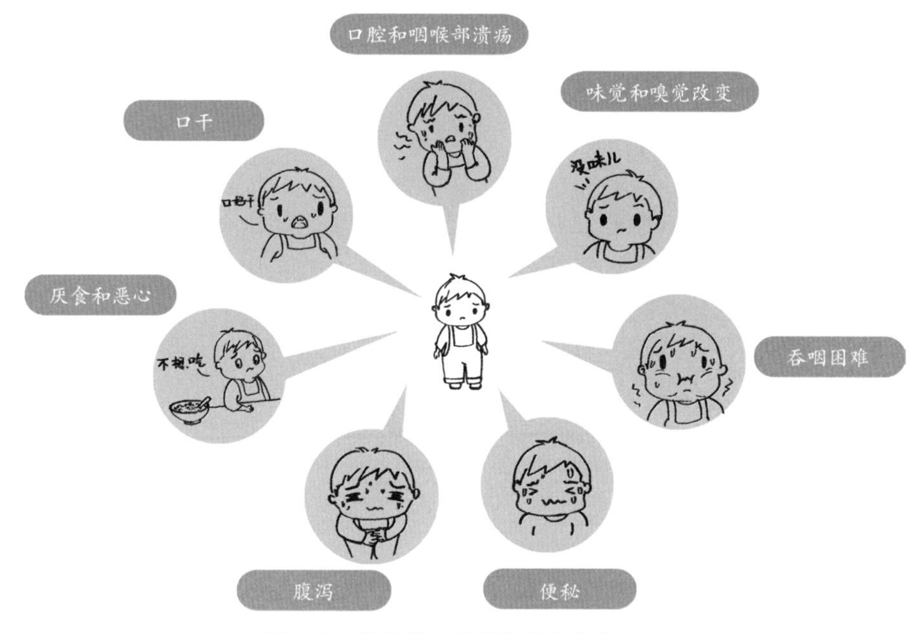

图4–1　常见影响营养状况的症状

厌食和恶心

很多患儿在患病后，尤其是化疗后会出现厌食和恶心症状，需要根据其生理和心理特点进行干预。注意食物的搭配、烹饪方法多样化，注重食物的色香味，多进食新鲜水果和蔬菜（表4–1），尽量提升患儿的食欲。

表4–1　厌食和恶心时适宜和不适宜食用的食物

	适宜食物	不适宜食物
鱼肉禽蛋类	各式煮熟的肉类、鱼类、禽类和蛋类，也可以烹饪成低脂汤羹类（如肉蓉豆腐羹等），牛奶和酸奶	肥肉和煎炸肉、煎蛋、奶昔类（除非用低脂奶或冰激凌制作而成）
粮谷类	面条、米饭、馒头、花卷、薯类、椒盐或苏打咸饼干、面包和意大利面等	高油脂和高糖的甜甜圈、酥皮糕点、炸烤薯条、煎饼等
果蔬类	土豆、山药和芋头（煮食或捣碎）、新鲜的水果和蔬菜、果泥/汁和蔬菜泥/汁	煎炸的或烘烤的蔬菜，有强烈气味的蔬菜
饮料和甜点等	水果汁、冰激凌、功能饮料，蛋糕、蛋挞、蛋羹等	酒精、咖啡和浓茶，奶油、辛辣调味酱、辣椒粉、辣椒酱等

味觉和嗅觉改变

化疗和口咽部放疗会导致味觉改变。有些表现为完全丧失味觉，而有些会产生对咸的或甜的感觉放大。可使用患儿喜欢的调味品来增加食物的美味。如觉得食物有苦味，可添加少量的糖和油，也可以加入芝士酱、花生酱和巧克力酱，或其他如酸奶酱、烧烤酱和蚝油汁等来调味。使用柠檬汁会对缓解苦味和金属味有效。

口干

口干通常伴有口臭、口腔疼痛、嘴角破裂、口腔黏膜发红和气泡、口腔溃疡、嘴唇干裂、舌呈卵石状。这些主要是因头颈部肿瘤接受放、化疗后引起唾液腺的破坏致分泌减少导致，会影响口腔对食物的咀嚼和吞咽，进一步减弱对食物的消化吸收。此时，应该少量多次饮水，提供流质和半流质食物，增加水果等富含水分的食物，避免刺激性和硬性的食物。可以咀嚼口香糖以刺激唾液分泌。食物选择举例见表 4–2。

表4–2　口干时适宜食用和不适宜食用的食物

	适宜食物	不适宜食物
鱼肉禽蛋类	含有调味酱或肉汁的煮烂的肉禽类和鱼蛋类，各式含鱼肉禽蛋类的汤羹类（如炖蛋羹和肉蓉羹等），牛奶和酸奶	没有汤水和汁的肉干和禽鱼类
粮谷类	软馒头、花卷，各式汤面条、粥类，肉汤/汁类	面包和馒头干、饼干、炸薯条、脆饼类
果蔬类	富含水分的新鲜/罐装水果如橙、桃和梨，拌有调味酱的蔬菜	脱水的水果和蔬菜（除非这些成分是在调味酱中或是含有很湿润的成分）
饮料和甜点等	苏打水、含柠檬的热茶、水果汁、稀释果汁、运动饮料、特殊医学用途营养补充剂、自制水果奶昔、冰激凌	水分较少的糕点和派类

口腔和咽喉部溃疡

有相当一部分肿瘤患儿经过某种化疗药物的治疗或头颈部放疗后会产生口腔和咽喉部黏膜的溃疡，往往有咀嚼和吞咽时的疼痛，给摄食带来严重影响。这时提供柔软而清淡、凉爽或微温的食物可以缓解一些疼痛，但要选择和制作一些能接受的高蛋白质、高能量的食物促进愈合。避免粗糙、干硬和刺激性强（如酸的、咸的和辛辣的）食物，它们会加重疼痛（表 4–3）。当溃疡引起的疼痛严重影响摄食时，可以考虑请专科营养医生会诊并制订短期补充性静脉营养[1]支持的方案，保证能量和营养素[2]的充足供给，还需重视补充谷氨酰胺来帮助黏膜组织的修复，加速溃疡愈合。同时，注意保持口腔清洁，每日多次用苏打水和盐配制成无刺激性的漱口液（1 茶匙小苏打水和 1 茶匙盐溶于 1 000 毫升水中）清洗口腔。避免使用含酒精的漱口液，否则会引起灼热感。

表4–3　口腔和咽喉部溃疡时适宜食用和不适宜食用的食物

	适宜食物	不适宜食物
鱼肉禽蛋类	打碎或切碎的肉禽类（如碎肉、小肉丸子等），蒸、煮鱼片，牛奶和奶昔	整块的肉、禽类或鱼类、肉干类，辛辣食物如炸酱面、炸玉米饼和煎饼等
粮谷类	柔软谷类，如浸湿面包、馒头、白粥、汤面和软米饭，煮透的带水薯类	干吐司、外表坚硬的面包、干的椒盐或咸饼干、松饼、煎炸薯条、爆米花等
果蔬类	柔软而不酸的多汁水果（如苹果酱、香蕉糊和西瓜），煮透的瓜果类蔬菜，煮熟打碎的叶类蔬菜	新鲜水果和生蔬菜，柑橘类水果、凤梨和其他酸度高的水果（如葡萄汁、柠檬汁）和蔬菜（如生番茄或番茄汁），蜜饯，腌制的蔬菜如泡菜
饮料和甜点等	不太酸的果汁（如苹果汁和梨汁）和蔬菜汁，泡在牛奶中的小点心，蛋糕，冰激凌和果冻等	碳酸饮料，巧克力甜点，坚果，煎炸薯条，食醋、辣椒酱/粉、咖喱粉、丁香、肉蔻汁、洋葱汁等辛辣调味酱

吞咽困难

一些头颈部放疗或者口腔手术的患儿可以出现吞咽困难，可表现为拒食。应

① 静脉营养　机体不能通过胃肠道摄取食物营养时，通过静脉输注的方式获取营养，亦称肠外营养。

② 营养素即食物中可以被人体吸收利用的物质，分为宏量营养素和微量营养素。宏量营养素包括碳水化合物、脂肪、纤维素、蛋白质以及水。微量营养素包括矿物质和维生素。

该选择软食，可以将食物切成小块状煮软煮透。而流质和液体类食物可能会造成反流或者误吸的风险，故要慎重（表 4–4）。吞咽困难严重的应少食多餐，必要时选择管饲喂养。具体建议如下：①按照营养师或医生提出的特定方法进食；②进食时发生咳嗽或哽噎，尤其在发热的时候，请立即联系医生；③用食物搅拌机将食物捣碎或做成酱后食用；④如是流食需调制至易于吞咽的稠度（婴儿米糊可用来配制较稠的流质；或尝试红薯淀粉、土豆粉、玉米淀粉来将流食增稠，必须注意煮熟后方可使用；使用商业增稠剂请按照标签上的说明操作），每日保证 6 ~ 8 次；⑤如果不能摄入足够食物以满足需求，应使用液体营养补充剂；⑥如果医生推荐食用清流食，可尝试米汤、软饮料、肉禽鱼类的清汤和液态营养补充剂；⑦如果医生推荐食用浓流食，可尝试匀浆、脱脂乳、奶昔、酸奶奶昔、米糊和含较高比例中链脂肪酸的液态医用营养补充剂。

表4–4　吞咽困难时怎么吃？——糊状和浓流食膳食

	糊状和浓流食或加工的软食
鱼肉禽蛋类	增稠的牛奶、不添加水果块的酸奶、酸乳酪，芝士，蛋羹，豆腐，禽肉类和鱼类的糊（用搅拌机或匀浆机打碎）
粮谷类	煮熟的谷类悬浮液如小麦糊和米糊，烂面条、软饭、软面包，蛋糕和松软饼干
果蔬类	各种去皮和去籽的水果和蔬菜泥/糊，土豆泥，香蕉，水果罐头，菜糊
饮料和甜点等	增稠的果汁、浓肉汤和浓汤，在液体中软化的糕点和饼干，软而不需要太多咀嚼的甜点（如冰激凌、奶昔、蛋糕和饼干），能耐受的果汁、蜂蜜

便秘

一些肿瘤患儿由于进食减少、腹部肌肉衰弱、活动减少等原因可以出现便秘。应该在食物中增加新鲜蔬果的比例，增加富含膳食纤维的食物，例如全谷物粗粮、燕麦和薯类等，还要多喝水。

腹泻

一些患儿在化疗、腹部放疗或者肠道手术后可能出现腹泻，此时，需要给肠道“休息”的时间，再逐步过渡到无渣、少渣饮食，进而过渡到低渣饮食，直至正常饮食，避免辛辣、刺激、油腻、含有纤维素过多的食物，避免加重腹泻（表4–5）。必要时请营养专业人员制订合理营养方案，既要减轻肠道负担，提供易被消化吸收的营养配方，又可提供足够的营养素和热量，使肠道黏膜的屏障功能得到维护。

表4–5　腹泻时适宜食用和不适宜食用的食物

	适宜食物	不适宜食物
鱼肉禽蛋类	牛肉、猪肉、鸡肉、火鸡肉、小牛肉、鱼肉，蛋类、奶酪、酸奶	油炸肉、肥肉、带骨头的肉，除奶酪或酸奶以外的乳制品
粮谷类	由精制白面制成的面包、馒头、花卷、面条/片	全谷物和杂粮（如燕麦、黑麦、糙米、高粱和荞麦等）
果蔬类	用下述蔬菜和水果制成的汤或泥：煮熟的芦笋尖、甜菜根、胡萝卜、去皮的西葫芦、西红柿酱、西红柿糊，新鲜煮熟的苹果泥	生的水果和蔬菜，未去皮的瓜果类和根茎类蔬菜（如梨、黄瓜、芹菜、橄榄菜等）
饮料和甜点等	米汤、豆浆、无乳糖奶，蛋糕、饼干、甜品、果冻	含有坚果、椰果、水果干的甜品，巧克力、甘草汁，爆米花，泡菜和辛辣食物

（汤庆娅　阮慧娟）

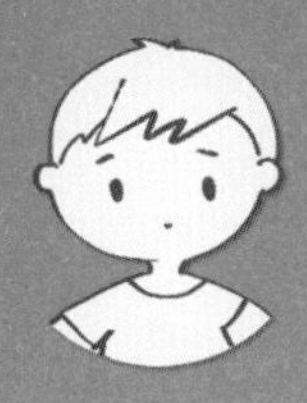

第二节　抗肿瘤期间的食物配搭及技巧推荐

在抗肿瘤治疗期间，通常会出现厌食和消化道反应，使得摄食减少，此时需要给予足够的热量和蛋白质才能维持理想体重和正常生长发育速率，并有助于尽快康复，通过合理加餐可以得到弥补。

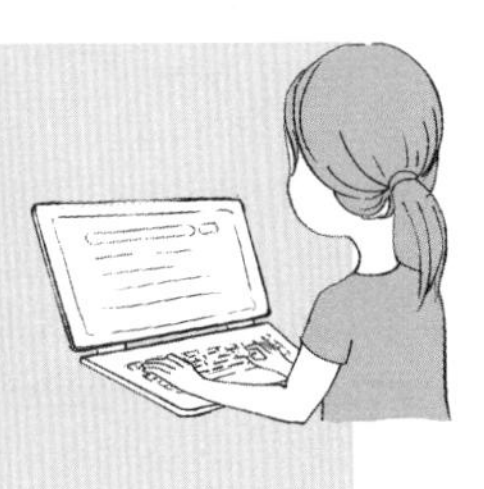

在抗肿瘤治疗期间如何正确地选择加餐和零食？

有时为了获得足够的热量来源而选择了不是很健康的食物（即高脂肪食物），但这仅是暂时的，一旦不良反应消失，就应该恢复到日常的健康饮食模式。为使加餐更便捷，推荐选择的食物举例见表4–6。

表4–6　一些简单的加餐或零食举例

早上	中午	晚上
苏打饼干+藕粉羹	酸奶+水果	小米汤+荷包蛋
鸡蛋羹或蛋花汤	杏仁粉或核桃粉冲水	红豆沙+优酪乳
芝麻糊或栗子羹	香蕉奶昔	炒面+芝麻碎
绿豆糕+红枣汤	桃酥+西米露	冲米粉+奶粉
山药粉+牛奶	面包+黄油果酱	冰糖银耳
八宝粥	枣泥糕或土豆泥	米汤+蛋白粉+蜂蜜

如何摄入足够的热量和蛋白质？

为了保证足够的热量和蛋白质摄入，在选择、搭配和制作一些高热量、高蛋白质食物时，需注意采取以下一些诀窍。

1. **高蛋白质食物的制作**

（1）肉类、禽类和鱼类　禽畜肉采用清炖的烹调方法更容易被消化。鱼可以清蒸或煮汤，放入姜和料酒可以避腥。先吃肉再喝汤。

（2）蛋类　煮熟的鸡蛋，可以整个食用或将其切碎加入汤和蔬菜中。所有的鸡蛋均需煮熟以避免有害细菌，刚煮熟的鸡蛋比煮老的鸡蛋更好消化。

（3）乳制品　用牛奶煲汤或煮粥；在面包片或饼干上抹奶酪；水果沙拉或混合沙拉中添加酸奶或奶酪。如果可以选择，建议选酸奶，因为酸奶更容易消化吸收，且酸奶中的益生菌有利于保护肠道健康作用。如果怕凉，可将酸奶用温水温一下再喝，也可以将酸奶和水果制成奶昔一起饮用味道更好。

（4）豆类和坚果类　大豆（黄豆、青豆、黑豆）及其制品（豆腐、豆浆）、鲜豆（扁豆、豌豆）、坚果（核桃、榛子、杏仁、葵花籽、芝麻）都含有丰富的蛋白质，可将黄豆做成五香黄豆或用来炖肉，鲜豆应煮熟，豆腐比豆干更好消化。坚果作为很好的营养加餐食品，也可将坚果打碎，添加到水果、蛋挞和蛋羹中，也可将其拌入蔬菜和面条中。

2. **高热量食物的搭配**

（1）奶类　牛奶 + 高乐高、牛奶水潽蛋、可可牛奶、牛奶冲米粉、牛奶冲红豆沙、牛奶蒸馒头、冰激凌，奶酪代替牛奶，既减小食物体积又可提高热量。

（2）粮食和薯类　米粥 + 肉松、米粥 + 肉末、米粥甩蛋、米粥 + 营养素、米粥 + 蛋白粉、面包 + 果酱、面包 + 黄油、土豆泥 + 沙拉、山药 + 果酱、白薯饼 + 豆沙。

（3）蔬菜和水果类　蔬菜沙拉 + 芝士粉、奶油或蔬菜汤，果汁 + 各种粉（如山药、核桃、杏仁）。

（4）坚果类　各种坚果压碎或制成酱类可以拌入各种点心和菜肴中。

★小知识★

餐饮小技巧

（1）每日除了正常的三餐正餐外，通常需要 2 ~ 3 次加餐。

（2）可随时吃自己喜欢吃的食物。

（3）隔一小段时间就用餐，不要等到感觉饥饿时才吃。

（4）把最大份的餐放在最饿的时候，例如，如果早晨是你感到最饿时，早餐就可安排吃最多的一餐。

（5）尽量每次正餐和加餐都食用一定量的高热量、高蛋白质的食物。

（6）适度活动或在餐前散步以促进食欲。

（7）必要时可以饮用高热量和高蛋白质的营养补充剂。

（8）用餐时不宜喝过多的汤水，这会使得感觉太饱而影响摄入量，建议补充液体要在两餐之间进行。

（9）尝试自制或选择商业化生产的营养餐（如高蛋白质匀浆膳或特殊医学用途的营养配方）。

（汤庆娅　阮慧娟）

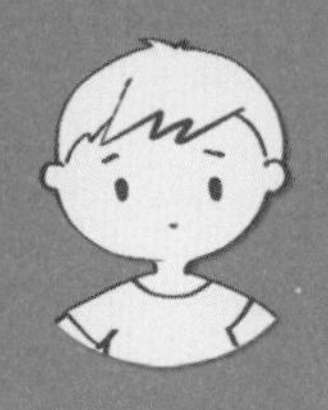

第三节　肿瘤患儿的个体化营养支持

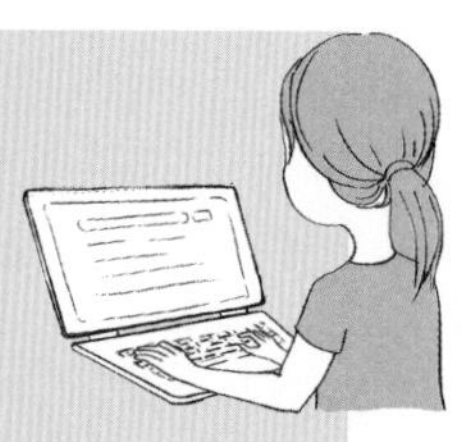

合理的营养既是儿童某些疾病综合治疗的重要环节，也是防治儿童某些疾病的有效途径，尤其对于正在接受肿瘤治疗的儿童。肿瘤营养支持的理想目标是逆转或者延缓营养不良，进而防止与之相关的并发症或死亡。对于不同时期的肿瘤患儿建议个体化治疗。

营养是生命的物质基础，人体要不断地从外界摄取食物，经过消化、吸收、运输和新陈代谢以维持人的生命活动。众所周知，正处于生长发育阶段的儿童，新陈代谢旺盛，与成人相比，对热量、蛋白质、脂肪、碳水化合物和其他重要营养素的需要量要高得多，且质量要求也高。合理的营养既是儿童某些疾病综合治疗的重要环节，也是防治儿童某些疾病的有效途径。为此，对不同年龄阶段、不同疾病状态下的儿童建立合理的营养管理是提高儿童健康的重要保证，也是家庭幸福的基础。想要做到给肿瘤患儿的合理营养，首先需要了解儿童时期的正常需要量。

日常饮食安排的推荐和注意事项

在日常饮食安排中，3 岁以下的幼儿膳食应该专门单独加工和烹饪，应该将食物切碎煮烂，易于咀嚼、吞咽和消化。尤其要注意去除皮、骨、刺和核等。需要避免整颗的豆类和坚果，以免呛入气道发生意外，可以将此类食品打磨成粉或者调成糊状食用。对于年龄较大的儿童，可以引导孩子正确的膳食理念，也可让其参与健康选择食物和烹饪食材的过程。通常建议口味以清淡为好，烹饪要保持食物的原汁原味。不应过咸、油腻或者辛辣，调味可以用天然食材进行替代，例如葱、蒜、洋葱、柠檬、醋、香草等。有关不同年龄段儿童的每日膳食供给量见表 4–7。

表4–7　2～5岁儿童各类食物每日推荐的摄入量（单位：克/日）

食物	2～3岁	4～5岁
谷类	85～100	100～150
薯类	适量	适量
蔬菜	200～250	250～300
水果	100～150	150
畜禽肉类、蛋类、水产品	50～70	70～105
大豆	5～15	15
坚果	–	适量
乳制品	500	350～500
食用油	12～20	20～25
食盐	<2	<3

2016 年中国居民膳食指南对儿童提出了新颖的“中国儿童平衡膳食算盘”（图 4–2）。与膳食宝塔相比，“膳食算盘”将蔬菜和水果细分为两类，所以“算盘”为6行。此算盘的分量是以8～11岁的儿童中等活动水平计算的每日膳食推荐量。具体解读如下：

（1）第一排算珠　1 颗算珠表示每日摄入油盐量。1 份油约为家用 1 瓷勺的量。盐摄入量每日要少于 6 克。

（2）第二排算珠　2 颗算珠表示每日摄入大豆、坚果和奶制品 2～3 份。1 份大豆相当于一个成年女性的单手能捧起的量，约等同于半小碗的豆干丁或

2 杯（约 400 毫升）豆浆的量。牛奶 1 份约 300 毫升。

（3）第三排算珠　3 颗算珠表示每日摄入动物性食品 2 ~ 3 份。1 份肉为 50 克，相当于该年龄儿童的手掌心（不包括手指）的大小及厚度，鱼段（65 克）比肉的量多一些，约占整个手掌；虾贝类脂肪较少，1 份 85 克。

（4）第四排算珠　4 颗算珠表示每日摄入水果 3 ~ 4 份，1 份水果约为半个中等大小的苹果或者梨。香蕉、枣等含糖量高的水果，1 份重量较低。瓜类水果水分含量高，1 份的重量大。

（5）第五排算珠　5 颗算珠表示每日摄入蔬菜 4 ~ 5 份，1 份蔬菜为 100 克，像菠菜和芹菜，大约可以轻松抓起的量就是 1 份。

（6）第六排算珠　6 颗算珠表示每日摄入谷薯类物质是 5 ~ 6 份，1 份谷物生重 50 ~ 60 克。做熟后，1 份米饭（110 克），1 份馒头（约 80 克）。

油盐类适量
大豆坚果奶类2～3份
畜禽肉蛋水产品类2～3份
水果类3～4份
蔬菜类4～5份
谷薯类5～6份
户外活动1小时

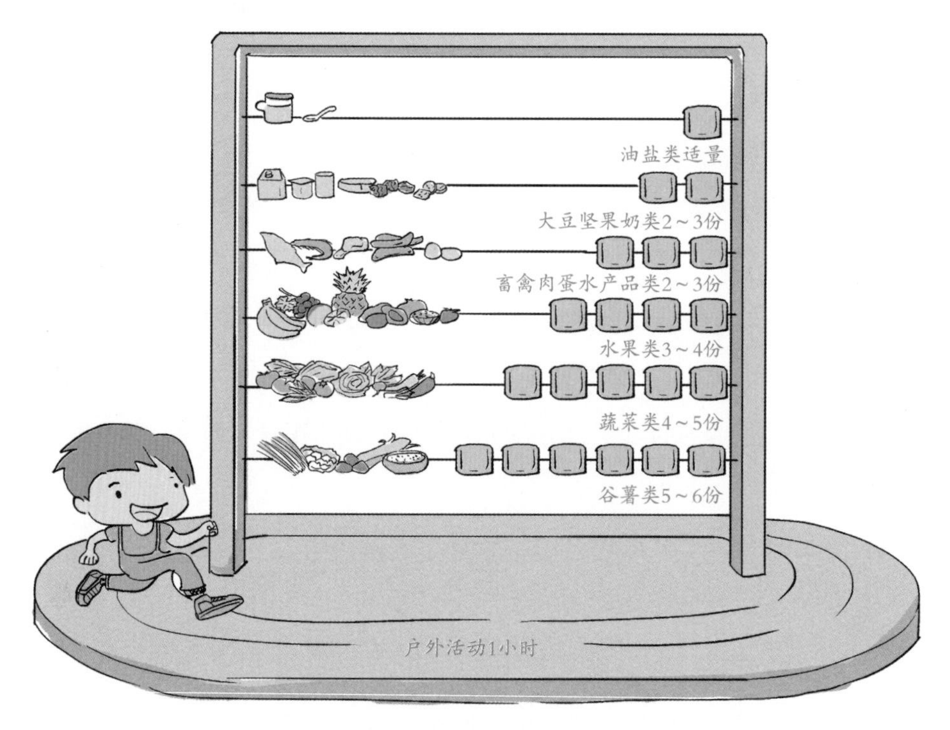

图4-2　8～11岁的儿童平衡膳食推荐的算盘示意图

肿瘤患儿的营养需要和膳食特点

众所周知，肿瘤是当前影响人类健康的头号威胁，良好的营养状态，对于患儿预后以及相应的治疗来说，都是相当重要的。如果儿童不幸患了肿瘤，由于肿瘤本身在体内旺盛的寄生生长，加上相应的抗癌治疗对人体带来的不良反应，常常会造成能量和营养素摄入不足。因而，保持足够的营养供给，对于正在接受肿瘤治疗的儿童来说是非常重要的。如果营养供给不足，将会导致患儿对治疗的耐受性下降，出现造血功能的障碍和免疫力降低等，以致各种并发症的机会增加，更不利于疾病的转归。

但是，目前人们较普遍地存在一种看法，认为过多的营养物质会促进肿瘤的生长，不利于疾病的预后。因此建议用饥饿疗法来“饿死”肿瘤。这显然是不可取的，现代科学证实，肿瘤后期出现的恶病质（即人体极度的营养不良和耗竭状态）与其他原因造成的单纯性饥饿导致的营养不良不同。恶病质发生的机制相当复杂，是多种代谢紊乱的结果。如果想要“饿死肿瘤”的话，结果往往是正常的组织更深受其害，适得其反。而另一种常见的想法是，因为肿瘤的侵害，机体需要大量补充营养来弥补身体营养的缺乏。上述的两种想法都走了极端。过多的营养补充和不足的营养供给都不利于疾病的预后。因此，合理平衡的营养支持对肿瘤患儿来说至关重要。

肿瘤营养支持的理想目标是逆转或者延缓营养不良，进而防止与之相关的并发症或死亡。如果肿瘤进展得较为缓慢，那么导致机体营养不良的主要原因可能是由于摄入不足，此时只需要通过各种措施来提高营养的摄入和供给就可维持。如果肿瘤的进展非常迅速，或者已累及多个脏器，机体的消耗程度严重，那么营养支持只不过能起到延缓自身消耗的作用。具体建议如下：

（1）能量供应　在感染或治疗影响下的应激和发热状态，需要给予适当的额外能量补充。

（2）蛋白质供应　对于接受大手术或者出现感染，或者已经出现血浆白蛋白下降的患儿来说，增加蛋白质的供给是必要的。因年龄不同，推荐范围是：0 ~ 2 岁患儿每千克体重需 2 ~ 3 克；2 ~ 13 岁患儿每千克体重需 1.5 ~ 2 克；13 ~ 18 岁患儿每千克体重需 1.5 克。

（3）维生素和矿物质供应　建议参考 2013 年公布的中国居民膳食营养素参考摄入量（DRIs）。如果口服摄入不理想，或者出现吸收障碍、呕吐或腹泻导致某些维生素或矿物质丢失增加，可以给予额外维生素和矿物质的补充。也可通过实验室检查结果进行相应的补充。值得提醒的是，对于频繁接受输血的患儿，不推荐额外补充铁剂，必要时需要监测血清铁和储存铁指标来确定。

（4）液体供应　在抗癌化疗中，给予足够的液体是很重要的。具体需根据儿童接受哪种治疗方案，个体化给予。

（5）免疫营养素　目前应用于临床的免疫营养素，主要包括精氨酸、谷氨酰胺、核苷酸和 ω-3 不饱和脂肪酸等。一些研究证实了免疫营养素可能减少择期手术患儿发生感染和伤口并发症的概率，缩短住院时间。尤其是白血病、淋巴瘤和造血干细胞移植患儿，可以酌情使用免疫营养疗法，具体建议在专业医生的指导下进行补充和强化。

合理的营养评价至关重要

通常来说，肿瘤患儿出现营养不良的相关因素包括癌肿的发生部位、疾病的严重程度，治疗方式以及并发症等。营养不良除了可能使得患儿的生长发育受到影响以外，还可能造成免疫功能低下，对于化疗的耐受性降低、感染的发生率增加。

为了让患儿获得良好而合理的营养管理，首先定期对其进行动态的营养风险筛查和评价是非常重要的。很多儿童的恶性肿瘤表现为急性起病（常见的如急性白血病等），因此，初次确诊时患儿的营养状况大多相对正常，甚至于有些初次被确诊肿瘤的患儿也有可能处于肥胖或超重状态。而当一些胃肠道实体肿瘤的患儿特别容易引起肠梗阻，或者确诊时已经发生广泛转移时，说明很可能已经出现了营养不良。下面一些指标可以用于识别具有营养不良风险的患儿：

（1）在过去 1 个月中，儿童总体重减轻程度超过患病前体重的 5%，婴儿超过 2%。

（2）相应年龄的同性别标准体重的第 5 百分位数以下。

（3）相应年龄的同性别标准身高的第 10 百分位数以下。

（4）相应身高的同性别标准体重的第 10 百分位数以下。

（5）或者体重低于同年龄同性别理想体重的 90% 范围以下。

如果在 3 个月以内体重减少超过 10%，则预示着出现了严重的蛋白质–热量营养不良。实验室检测中，人血白蛋白的数值可以提供重要的信息。人血白蛋白过低与抗癌治疗后并发症的发生和死亡率的增加相关。由于白蛋白的半衰期时间较长，无法反映较短时间以内的营养状况变化。我们还可以通过检测半衰期比较短的血清转铁蛋白、前白蛋白、结合球蛋白等蛋白评价指标进行综合评估。肿瘤患儿的临床营养评价，还应该包括监测肌肉或者脂肪消耗、消瘦、水肿、口腔溃疡等。定期监测对于营养不良、营养相关并发症风险的早期发现至关重要。

强调个体化营养支持

1. 围术期儿童

外科手术是实体肿瘤治疗的一种常用方法。我们必须认识到，虽然手术能够切除肿块，达到根治疾病的目的，但是不可避免的是，对于患儿来说，外科手术本身也是一种创伤。

如果术前患儿已处于营养不良的状态，那么其机体对于手术的耐受性，术后的恢复程度来说都将受到一定影响，随之而来的并发症，如术后发生伤口愈合不良和感染的概率就高；反之，如果术前患儿处于良好的营养状况，那么对于手术的耐受力，术后恢复速度都将更好，也更不容易发生一些术后并发症。

针对肿瘤手术患儿的医学研究显示，存在营养不良或者具有营养不良风险的肿瘤患儿，在手术前后接受了营养支持治疗（也称为围术期营养支持）后，能够显著降低术后的并发症和死亡率。还有一些研究显示，在营养支持的方式上，使用胃肠道内途径的营养支持，尤其是使用了含免疫增强营养素配方的效果会明显优于单纯经静脉途径输注的营养支持。其实，静脉营养支持相对于肠道内营养支持方式而言，更易出现一些并发症，例如长期深静脉输液引起的导管感染、高血糖、电解质紊乱和肝功能损害等。而肠道内营养支持的优势除了在于能够保留和维护肠道的正常生理功能外，还可使患儿获得更为完整的营养素。因此，通常不到严重的肠道功能衰竭，如完全器质性肠道梗阻、严重消化道出血和严重腹膜炎等发生时，还是首选肠道内途径给予营养支持的。根据接受手术患儿的胃肠道功能进行营养方案的制订，当患儿肠道功能处于术后麻醉清醒期，可以选择适合其年龄和各器官功能状况的特殊医学用途的肠内营养配方给予口服或管饲，待胃肠道功能恢复后，可以由流质饮食逐渐过渡到半流质、软食和普通饮食。

另外，目前针对肿瘤患儿的临床指南也指出，对于接受选择性手术并未存在营养不良或营养不良风险的患儿，没有必要在围术期间进行积极的静脉和肠内营养干预，否则会给机体带来不必要的负担，甚至会增加其应用过程中相关并发症的发生风险，反而不利于预后。因此，营养供给并非总是多多益善的。

2. 非手术儿童

放疗、化疗和干细胞移植也是常见的肿瘤治疗方法之一。然而，在治疗疾病的同时，化疗药物和放疗本身对于患儿会有较多的不良反应，如食欲减退、口腔溃疡、恶心、呕吐、腹泻、骨髓抑制和肝肾功能受损等，这些情况将造成患儿摄食减少，消化吸收和利用能力降低，继而造成营养不良，或者加重原有营养不良的程度。此时患儿的饮食应该既清淡易于消化又富含营养，可以进食少渣半流质或少渣软饭，避免特别油腻的、粗糙质地的和难以消化的食物。以下是针对不同化、放疗出现的常见不良反应的一些膳食建议：

（1）化、放疗出现骨髓抑制的情况多见，可以适量多吃红色的瘦肉和血制品，这些食材中富含血红蛋白，有利于铁元素的吸收，建议采用煮、炖、蒸的方法烹饪为佳。

（2）如果因放、化疗导致食欲严重减退，可以注重菜肴烹饪的色香味来诱导食欲，还可以采用将食材切细或者炖烂，蔬果榨汁等手段增加患儿的摄入量。

（3）头颈部放疗的患儿可能会出现喉部黏膜的放射性炎症，在食材的选用和烹饪中要注意，增加汤水，采用细软、清淡的食物。如果有溃疡，可以用冷食缓解疼痛。

因营养不良影响其他治疗方案实施的患儿，应该尽快给予积极的营养支持，对于不同类型的肿瘤和胃肠道功能状况，可以采用不同的营养供给方式。必要时可以选择鼻饲进行肠内营养和短期的部分静脉营养支持；如果存在吞咽障碍，出现肠梗阻等肠内营养禁忌时的患儿，可在专科医师的营养评估和指导下，接受完全肠外营养（即静脉营养）支持；对于出现了化、放疗不良反应的患儿而言，采用相应的药物和对症措施也是必需的。最近有研究显示，长期密切个体化的营养咨询和营养支持可以有效地预防营养状态和生活质量的降低。

3. 晚期肿瘤和恶病质患儿

体重丢失是肿瘤恶病质的一个突出特点，是影响肿瘤患儿预后的一个重要因素。恶病质经常见于头颈部和消化道恶性肿瘤患儿，以及所有晚期肿瘤的患儿。

肿瘤的恶病质与单纯饥饿导致的营养不良有所不同。前者是由两种机制共同作用导致的：①营养摄入减少；②促炎症因子和肿瘤特异性因子释放所导致的代谢改变。而单纯饥饿仅出现前一种机制。研究证明，营养不良的肿瘤患儿对于化疗的耐受性差，而提供合理营养支持可缓解肿瘤恶病质程度，改善生存质量。

（汤庆娅　阮慧娟）

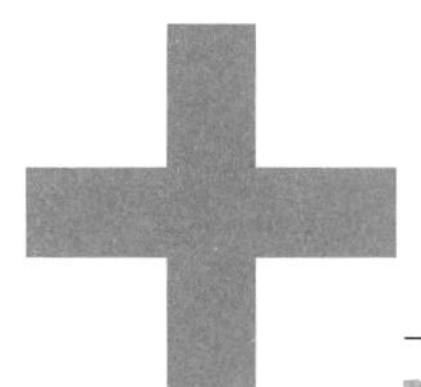

第五章

肿瘤患儿的日常护理与心理疏导

儿童肿瘤的治疗不仅仅包括肿瘤的化疗、手术、放疗等，同时也包括了心理疏导和日常护理等方面。患儿在治疗过程中可能出现种种并发症，因此家长如何进行护理也是至关重要的。

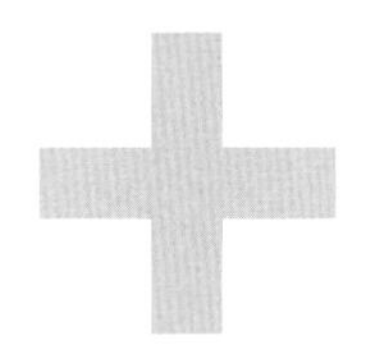

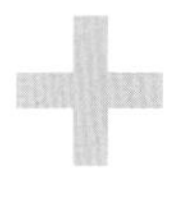

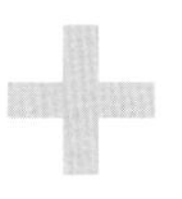

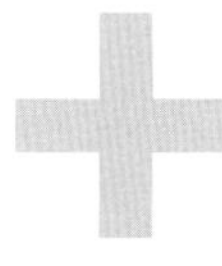

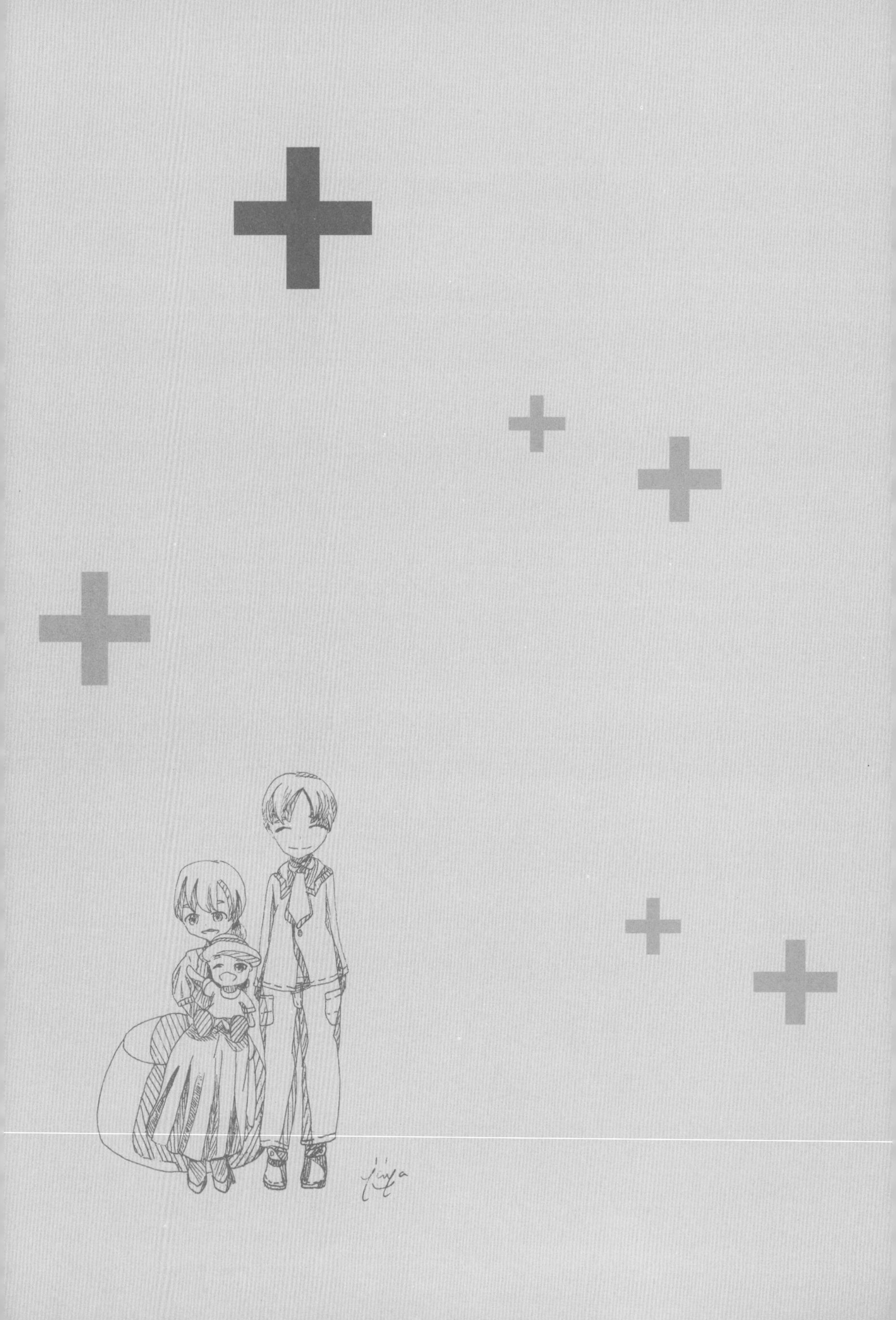

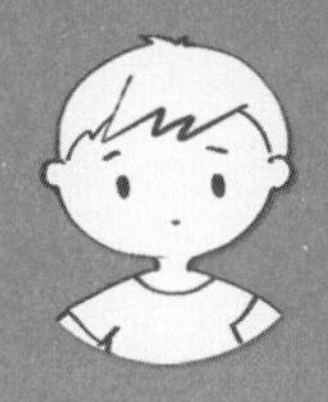

第一节 肿瘤患儿及其照顾者的心理社会支持

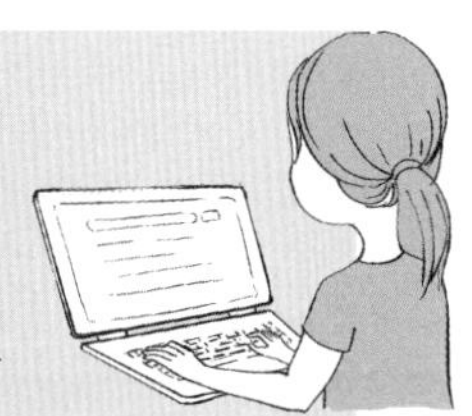

患儿的身心发展和生活质量也是儿童肿瘤治疗中重要的一部分，在患儿自身、家庭及环境等因素的影响下，大多数患儿常常呈现出多种行为问题。因此需要医护人员、社会工作者和经过专业培训的志愿者（特别是专业的或专门的助人者、支持者）的帮助，同时对于患儿来说，家长、亲友、邻里也是最初始和直接的支持者。

随着医学的发展、“全人健康”理念的传播，“健康”不单是指身体没有疾病，而是指身体、心理、社会和灵性方面，都达到平衡的状态。面对肿瘤患儿，人们所关注的也越来越不局限于病因的治疗，而是想要对患儿的身心发展和生活质量有全面的了解和关怀。

肿瘤患儿的行为问题及其原因

有研究称，儿童患肿瘤后个性多偏内向，对事物变化敏感，心理耐受性较差。伴随着不良的个性表现，患儿也常常呈现出多种行为问题，如社会交往不良、躯体诉述、违纪、抑郁、社交退缩等。即从成年人的视角来观察，肿瘤患儿常常表现出情绪化、不善交流、态度消沉、不听话、不配合治疗和管教等。这些行为问题有时也会导致对治疗效果的负面影响。在处理这些问题前，我们首先要了解这些行为问题出现的原因。

1. **患儿自身原因**

肿瘤患儿出现行为问题，最直接的是与身体上的痛苦有关。高热、贫血以及肿瘤细胞浸润引起的肝脾肿大、骨骼与关节疼痛，以及在治疗中的损伤性检查（尤其是腰穿、骨穿等），直接影响到患儿的情绪和行为表现。试想，一个成年人在身体受到损害时都有可能难以控制自己的情绪和行为，更何况孩子呢？身体的痛苦也会让患儿感到焦虑、恐惧、抑郁，产生自卑感，进一步影响了心理状况，导致了行为问题的产生。

其次，出现行为问题与个性特点有一定的关系，原本就内向、敏感的患儿可能会表现得比较忧郁，不爱说话，患得患失；原本就多动、喜欢挑战规则的患儿可能会表现得不配合、不爱交朋友、有攻击性等。

2. **环境原因**

患儿行为问题的产生也来自其所处社会环境的变化。一般儿童的生活场所可能主要是家庭、学校、社区，而对于肿瘤患儿来说现在却增加了医院这一主要场所。来到医院，患儿可能要不断面对创伤性的检查和治疗，不断往返医院和住处也让患儿无法处于稳定的生活状态，孩子对于每次入院治疗即将有怎样的经历感到未知和恐慌。尤其是对于一些长年异地就医的患儿来说，更是离开了熟悉的校园和亲友，要和家人在陌生的城市中适应下来，也会产生与熟悉的人、熟悉的生活分离的焦虑，会感到孤独和无助。

环境变化带来的可能是社会交往的减少，失去了与亲友、老师、同学的充分沟通交流，让患儿无法在环境中习得正确的行为，也失去了一部分帮助自己应对压力的支持来源，社会上他人对肿瘤患儿群体的不了解甚至误解，也会给患儿及其家庭带来很大的压力。

3. **家庭原因**

研究表明，家庭尤其是直接照顾患儿的家长对患儿的行为表现有极大的影响。

在孩子患病后，多数家长花费很多时间、精力和体力照料孩子，日常生活规律被打乱，没有休闲和娱乐调剂，自己的身体健康状况下降，长期处于疲惫状态。很多家长有较高的焦虑水平，处于适应不良状态。肿瘤患儿家长产生焦虑的原因有很多，可能来自于患儿在疾病和治疗中遭受的躯体痛苦的感同身受以及失去孩子及其不确定性的恐慌，也有来源于周围环境、自身经济状况，以及来源于与家庭成员、医护人员的交流沟通等。

面对疾病，有些无任何医疗专业背景的家长会纠结于应该给孩子什么样的治疗、用什么样的药物。长时间沉溺于这些自己无法解答的问题就会给家长带来很强的无助和焦虑感，却忽视了应该与医护人员及时进行积极交流、沟通，忽略了对患儿的日常护理、饮食照顾、心理疏导和品格教育等。而一些不正确的信息来源又可能让家长获取错误的知识，在治疗过程中做出错误选择。

面对患病的孩子，有些父母会感到内疚或手足无措，改变了以往对孩子的教育和要求，表现出对孩子的过分溺爱和过度保护，导致患儿自理能力差、依赖性强、独立性和社会交往能力发展受限，从而出现社会交往不良及社会退缩行为，影响到患儿对治疗过程的配合，影响治疗的顺利进行。有时父母的不良心境可使家庭气氛十分紧张，家庭成员的攻击性和矛盾增加。当父母将全部精力关注于患儿的治疗，而对社会、政治和文化活动的兴趣大大减弱时，就会产生非正常化的家庭生活方式，父母的焦虑情绪也会传染给患儿，对患儿产生负面影响。

随着国家生育二孩政策的调整，部分患儿父母会选择在患儿治疗期间怀孕、生育第二个孩子。孕期反应可能会使某些母亲情绪波动较大，因此不利于照顾正在治疗中的患儿。此外二孩出生后的经济状况、产褥期的照顾、家人的分工和重心、患儿对二孩的态度等问题，都可能成为让家人慌乱、担忧甚至争吵的来源，也影响着患儿与家人的亲密关系及对治疗的信心，甚至有可能干扰到患儿后续治疗的计划。

★小知识★

有研究表明，父母越是将患儿日常生活正常化、相互间越能支持，患儿的心理行为问题发生率就越低；反之亦然。

支持的前提和方法

依据社会支持理论的观点，一个人所拥有的社会支持网络越强大，就能够越好地应对各种来自环境的挑战。医护人员、社会工作者和经过专业培训的志愿者均属于专业的助人者、支持者，而对于患儿来说，家长、亲友、邻里也是最初始和直接的支持者。作为支持者，在实施促进受支持对象改变的行动前，要有哪些前提和准备呢？

1. 同理心的魔力

首先是理解，如果不理解服务对象的处境和需求，又如何保证自己提供的帮助是其需要的呢？"我想要的是梨，你却偏偏给我一个苹果"，肿瘤患儿出现行为问题的原因很多，可能来自疾病和躯体痛苦的影响，也可能来自自身个性和应对能力，还可能来自环境的改变、家庭的影响。简单地出现行为问题的患儿归因于"孩子不懂事""父母没教好"，不仅起不到对患儿家庭的支持和帮助作用，还有可能适得其反。

如何做到理解？首先应抱着充分尊重和接纳的心态去陪伴和倾听，倾听对方的困境，倾听对方情绪的表露，倾听那些在你当下看来可能并不全面的判断，倾听那些无力的瞬间，也许还能倾听到苦难中夹杂的些许微甜。

面临创伤，人们常常要经历 5 个时期——震惊期、否认期、愤恨期、抑郁期和接受期（图 5-1）。与之相对应，家长和有一定认知水平的患儿通常会表现为：震惊期——"这病从来都没听说过！""小孩怎么也会患肿瘤？"会感到震惊，觉得难以接受，并可能伴有激烈的情绪反应。否认期——"这肯定不是真的"，想

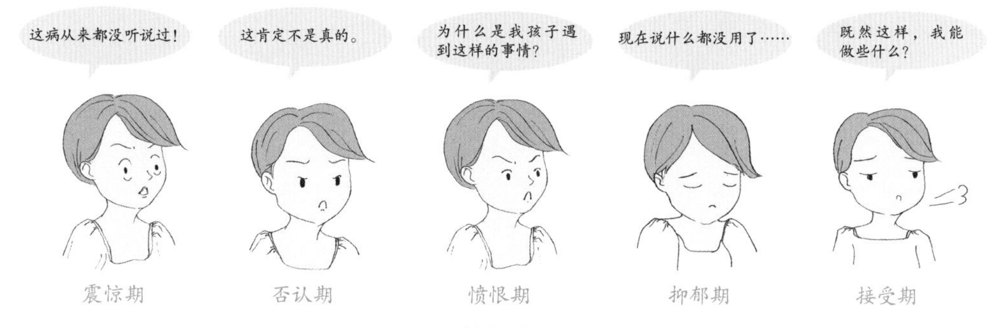

图5-1　面临创伤时经历的5个时期

要努力否认已成为事实的事件。愤恨期——“为什么是我 / 我孩子遇到这样的事情？”强烈地感到不公平，对他人、环境甚至自己感到愤恨。抑郁期——“现在说什么都没用了……”承认事实的发生并且感到深深的无力和无助，陷入沮丧和绝望。接受期——承认并逐渐接受现状，不再害怕，转而考虑“我还能做什么”，并逐渐调整和适应当下的生活。这五个时期有可能会以先后的顺序出现，也可能交替、颠倒或者共存。面临创伤，没有人会在一瞬间放下自己的情绪，立刻度过震惊、否认、愤恨、抑郁这些看似负面的、复杂的心境而直接走向接受，我们所看到的那些也许正是每个人必须走过的一段适应过程，是用来消化情绪的一个阶段。这段路很孤独，而认真倾听会让对方感受到陪伴，勇敢面对自己的内心，尝试接受现实，理清思路，鼓起前行的勇气。

其次，请用家长言语和行动让家长知道“他在听我说话，他也听懂了我说的话”，例如，对家长说“我听到你刚才讲了……（澄清听到的内容），听下来我感到你……（澄清对方的感受和情绪），我觉得你……（表达自己的感受）”这便是你的同理心在发挥作用。同理心是一种沟通的方法，即在人际交往过程中，能够体会他人的情绪和想法、理解他人的立场和感受，并站在他人的角度思考和处理问题。同理心是有魔力的，它让对方感受到自己不被排斥，在沟通中感受到平等、尊重而不用带有任何心理负担，真诚地向你倾诉并主动愿意接受你传递的信息，使双方的沟通更加有效。

2. **互动与环境的力量**

除了一对一的直接沟通，还应积极鼓励肿瘤患儿家长之间沟通交流，为他们搭建线上、线下的沟通交流平台，形成互助的团体，使团体内部的成员们由于经历相似更能相互理解和支持。在医疗安全允许的前提下，也可以为肿瘤患儿创造一些互动交流的机会，让他们在医疗环境中学习如何与其他同龄人相处、交流和互动，从而丰富他们在治疗期间的日常生活（图 5–2）。

整洁、优美的环境也是帮助人调整心境的重要因素。住院环境中多一些儿童喜欢的卡通元素，会在一定程度上分散孩子对病痛的关注，而沉浸在让其心理舒适的情境中。来自周围人的微笑和友善言语更是让人身心愉悦的重要来源，大家相互之间以友善为前提进行沟通交流，才能不断给彼此以支持的能量。在友善理解的基础上，我们还要将肿瘤患儿及其家庭真实的需求和处境以科学的方法呈现出来，让社会更多地了解和关注这个群体，积极地争取不仅限于慈善捐助的社会资源，为资源提供方和政策制定方在分配资源、制定政策时提供有力参考，并为肿瘤患儿及其家庭争取更多、更合理的政策和资源支持。

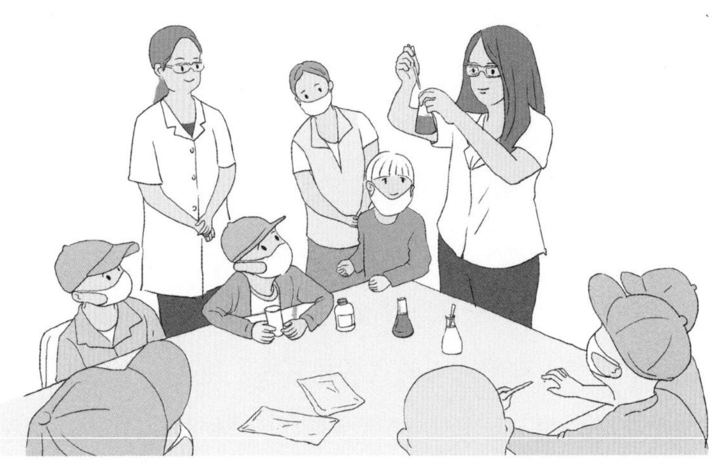

图5–2　医务社工和志愿者为肿瘤患儿开设的“开心课堂”

3. 助人自助

不能忽视的是，一个人的支持不仅仅来自周围，更来自其自身。个人的应对能力可以成为其自身的宝贵资源。因此，在支持、帮助的同时，不能忘记“助人自助”，即让帮助对象具备帮助他自己的能力。对于家人来说，在悉心照顾患儿的同时，不能放弃对患儿品质的培养，要让患儿在挫折中学会面对现实，逐渐学会用坚毅的、强大的内心去面对未来的各种挑战。对于患儿家长来说，家人的关爱是无可替代的，只有自己变得更强大，才能成为孩子更坚强的后盾。而家庭成员内部有效沟通、交流，保持与医护人员的良好互动，主动学习有关照顾患儿的知识、技能和经验，在照顾孩子、寻求经济来源、维持日常生活等问题上做好分工，尽可能安排好家里的每一项事务，维持好家庭关系和必要的社会关系，才能让孩子在更稳定的、充满支持感的环境中接受治疗和康复。

无论疾病的发展如何，让孩子在充满爱的环境中成长，让家庭在每一天中都尽可能有更高的生活质量，是我们每个人的心愿。

（马凯旋　孙　瑛）

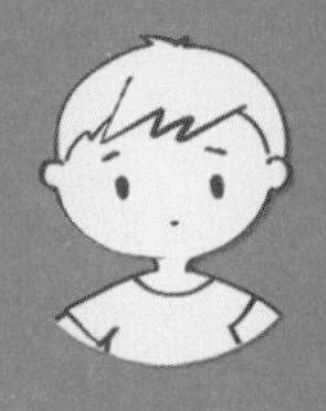

第二节 儿童实体肿瘤围术期护理的常见问题

儿童恶性实体瘤均有外科手术治疗的可能，因此手术前后的护理很重要。术前建议患儿卧床休息、给予必要的营养支持。术后需要注意患儿的生命体征、是否有疼痛及引流管等情况，在责任护士及医生的指导下对患儿进行护理。

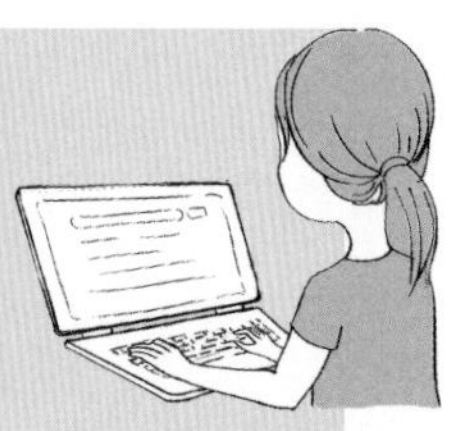

儿童恶性实体瘤常见有脑肿瘤、神经母细胞瘤、横纹肌肉瘤、淋巴瘤、肾母细胞瘤等，均有外科手术治疗的可能，因此手术前后的护理很重要。一般围术期包含手术前、手术中及手术后的一段时间，具体是指从确定手术治疗时起，直到与这次手术有关的治疗基本结束为止，时间在术前 5 ~ 7 天至术后 7 ~ 12 天。

手术前患儿家长需要了解什么？

家长需了解患儿肿瘤的类型、性质、拟行的手术方式、手术及手术后继续治疗的相关知识，以及手术可能产生的并发症。病区护士及医生可以帮助家长，告知患儿的具体病情（包括手术及麻醉等情况），是否需要术后化疗、放疗，手术后的长期生存情况，以解除家长对麻醉和手术的顾虑。

护士在患儿入院时做哪些评估？

当患儿家长办理入院时，护士会向家长了解原发肿块发生的时间、部位、大小、短时间有无增大等情况，有无伴发症状，有无腹痛、呕吐、血尿以及排便异常、肢体感觉、有无运动障碍等。若患儿伴有疼痛，护士会对疼痛进行评估，观察疼痛的部位、性质、持续时间，并告知主管医生，对疼痛予以相应的对症治疗。在入院后至手术前这段时间内，每日密切观察患儿的病情，确保患儿安全。

入院后护士会观察些什么？

不同部位的肿块会出现不同的临床症状，因此需要观察的症状亦不同。

（1）颈部肿块、纵隔肿瘤患儿，应密切注意观察呼吸系统症状，如有无气促、喘憋等呼吸困难症状；口唇及甲床有无发绀[①]等缺氧情况，遵医嘱低流量吸氧，必要时心电监测。当瘤体压迫呼吸，应即刻告知医生进行紧急处理，必要时气管切开。

（2）腹部肿块较大者，应告知卧床休息，注意腹围变化，定时测量腹围，腹部禁止按压、撞击、理疗、热敷，防止瘤体出血、破裂或肿瘤细胞扩散。

（3）观察血压波动情况，根据医嘱用药，有效控制血压，观察用药后反应。评估患儿视力情况，有无头痛、视力模糊等情况，根据严重程度决定其活动量，活动时家长应在旁陪伴，告知活动时注意安全，勿突然变化体位，以防止意外发生。

（4）肾脏肿瘤患儿应注意其排尿情况，有无血尿，遵医嘱留取尿标本，记录尿量、出入量，同时注意有无口渴等高血糖症状及腹胀、呕吐导致的电解质紊乱症状。

（5）因肿瘤压迫引起的尿道受压导致排尿困难者，可遵医嘱尿管留置，便秘患儿采取对症处理。

（6）骶尾部肿瘤患儿，术前根据医嘱常规予以清洁灌肠，灌肠时应注意水温、灌肠液的灌入量及排出量，同时注意患儿面色、脉搏、腹痛情况，警惕出血、穿

① 发绀指血液中去氧血红蛋白增多使皮肤和黏膜呈青紫色改变的一种表现。

孔等并发症发生。

（7）骨肿瘤患儿局部肢体制动，观察病变部位肢体肿胀程度、有无血管高度弩张。

手术前患儿的饮食有什么要求？

根据患儿的情况给予必要的营养支持，鼓励患儿进食高热量、高蛋白质、高维生素饮食；对于高血压患儿，应低盐、低脂、高蛋白质饮食，同时适当增加高纤维食品，防止便秘。对于贫血、消瘦、营养不良或化疗无法进食甚至恶病质患儿，应提供丰富的营养素、足够的热量和维生素。必要时遵医嘱胃肠外营养或血液制品、人血白蛋白等支持治疗。

手术前患儿体位有什么要求？

手术前建议患儿卧床休息，减少机体消耗量。采取健侧卧位，骶尾部肿块患儿可采取两侧交替卧位防止瘤体压迫；有呼吸困难者，予以半卧位；对骨质破坏严重的患儿应防止病理性骨折；脊柱肿瘤患儿翻身时应保持轴位翻身。

手术前家长需要准备什么？

家长需要保持患儿衣物及床单的柔软清洁，防止因皮肤摩擦引起瘤体破裂，若发现患儿出现口腔或皮肤的破溃，请及时告知责任护士和主管医生。手术前，护士会观察患儿口腔和皮肤情况，观察患儿是否存在口腔溃疡，并对其进行护理；亦会评估皮肤的清洁及完整程度。

在手术前护士亦会在患儿静脉中放置留置针或行经周围静脉进入中心静脉置管（PICC），并告知置管后日常维护的方法及相关注意事项。家长需要注意留置针或 PICC 的维护，如有不适请及时告知病区护士（图 5–3）。

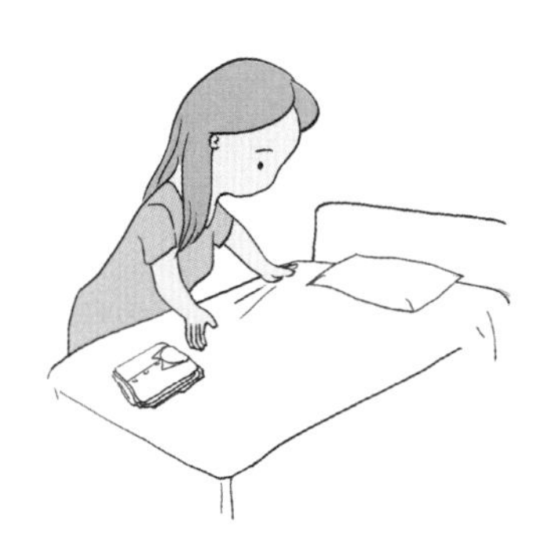

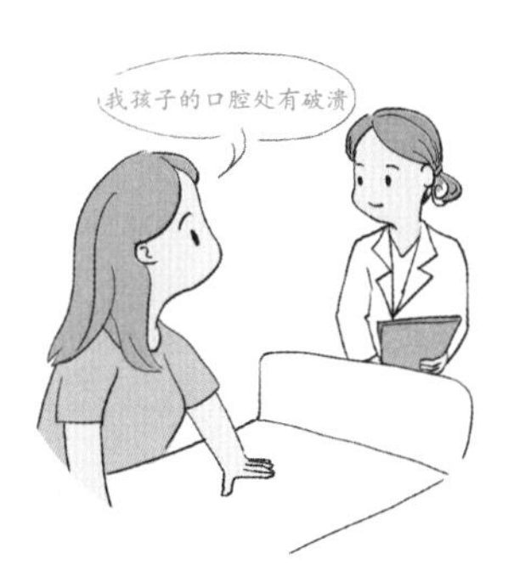

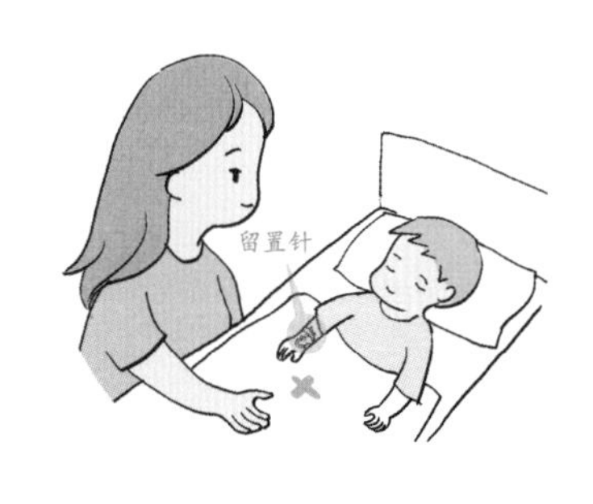

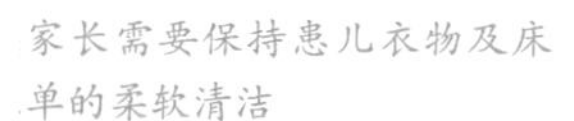
家长需要保持患儿衣物及床单的柔软清洁

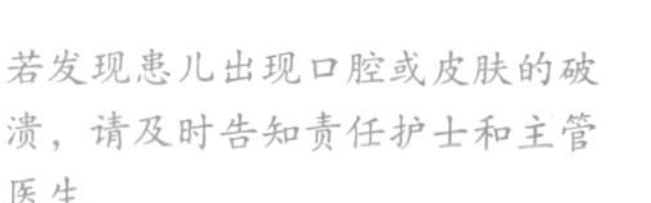
若发现患儿出现口腔或皮肤的破溃，请及时告知责任护士和主管医生

家长需要注意留置针或PICC的维护，如有不适请及时告知病区护士

图5-3　手术前家长的准备

家长也需要了解并协助医护人员对儿童进行有效的呼吸功能训练，指导腹式呼吸、有效咳嗽、床上大小便及翻身，以防止术后肺炎、便秘等并发症。手术前一晚，遵医嘱进行胃肠道准备，并正确禁食、禁饮直至患儿进行手术。

手术后为什么需要心肺监护？

手术后需要密切观察病情变化，此时患儿生命体征并不平稳，因此予以心肺监护以监测患儿的基本生命体征。心肺监护的内容包括患儿的血氧饱和度、心率、血压及呼吸变化。不仅仅需要观察心肺监护的指标，同时亦要注意患儿的意识、皮肤黏膜颜色及温度、四肢末梢循环和体温变化情况。

手术后发现患儿气道有痰怎么办？

由于手术时气管插管、术后长期卧床或因伤口疼痛无法有效咳嗽，因此建议家长定时为患儿翻身、拍背，及时清除呼吸道分泌物，痰液黏稠者可遵医嘱雾化吸入，指导患儿腹式呼吸，鼓励深呼吸、自主有效咳嗽。

腹部手术需要注意什么?

首先家长可以观察患儿的腹部情况，有无腹胀、腹痛及肛门是否排气等。同时亦需观察患儿伤口敷料情况，伤口周围有无肿胀、活动性出血，注意敷料包裹的完整性及包扎的松紧度，如敷料潮湿或被大小便污染，应及时告知医生，更换敷料，以防止伤口感染。

如何处理术后疼痛?

护士会运用疼痛评估量表正确评估患儿疼痛，合理镇痛，遵医嘱使用镇痛泵止痛，同时采用心理疏导，转移注意力等方法，注意观察镇痛后效果，对疼痛做好动态评估并记录。

如何观察术后引流管?

妥善固定各引流管，保持引流管道通畅，防止逆流。观察引流液的色、质、量，做好记录，如有瘤槽积液、大量血性液体或引流液颜色由浅变深、引流不畅等异常情况及时告知医生；同时关注各引流管周围皮肤及引流管外露长度，防止患儿躁动引起的导管滑脱，必要时予约束带固定四肢。定期更换各引流瓶（袋），更换时应遵循无菌原则。

（1）胸腔引流患儿，应注意维持胸腔内压力，保持引流系统的密闭性，确保各引流接口的牢固及衔接紧密。如需搬动患儿，应避免搬运过程中发生管道脱节、漏气及倒吸等意外。引流期间注意患儿有无呼吸困难、发绀等情况，鼓励患儿咳嗽、深呼吸；拔管后24小时密切注意有无胸闷、呼吸困难、憋气、皮下气肿的情况，及时汇报医生。

（2）胃肠减压患儿，应注意有无腹胀及肛门排气情况，必要时遵医嘱开塞露通便，并保持口腔清洁，在拔管前应先夹闭胃管，观察患儿有无呕吐、腹胀等。

（3）留置导尿患儿，在尿管留置期间，应保持会阴部及导尿管清洁，遵医嘱记录24小时尿量，病情许可时应鼓励多饮水，拔管前予以夹管训练，充分训练膀胱功能，拔管后注意有无排尿困难、尿液淋漓不尽、尿频、尿急等症状。

术后有哪些并发症？

根据不同部位的肿瘤及手术方式可发生不同的术后并发症，例如肾母细胞瘤患儿进行肾切除时，有损伤胸膜的可能，术后应观察患儿呼吸情况；神经母细胞瘤、畸胎瘤、骨肿瘤的患儿术后应观察患儿肢体感觉、活动，并与术前比对，注意大小便控制情况。同时需要注意保持患儿皮肤完整性，避免压疮发生。佩戴支具患儿，家长应注意其支具内皮肤情况，消瘦患儿尤应关注骨突处皮肤及受压处皮肤。

手术后需要禁食多久？

原则上术后禁食、禁饮，待肛门排气后由少量饮水到流质、半流质过渡到正常饮食，鼓励患儿经口进食，关心患儿进食情况及进食量。禁食期间应根据患儿病情遵医嘱予以静脉输注氨基酸、全胃肠外营养（TPN）等营养支持治疗，并保证水、电解质平衡；手术创伤大及食欲缺乏患儿可根据血红蛋白值遵医嘱输注红细胞悬液、血浆、人血白蛋白等支持治疗，促进机体修复。

手术禁食结束后的饮食需要注意什么？

患儿禁食结束，开始进食后应注意膳食搭配，少量多餐，循序渐进，给予高蛋白质、高维生素、高热量、易消化饮食，多进食新鲜果蔬，少食用易产气食品以防止腹部胀气，适当增加粗纤维含量，防止便秘引起腹压增高。高血压患儿应给予低盐、低脂饮食，无肾功能异常及病情限制的患儿鼓励多饮水。

手术后为什么要采取不同的体位？

家长需要根据患儿不同麻醉、不同手术部位术后采取不同的卧位。

根据术中麻醉情况选择不同的体位，例如全麻未清醒应去枕平卧，待麻醉清醒后予以半卧位，利于呼吸及引流。下床活动应根据病情不同而定，逐步减少卧床时间，活动时注意安置好各引流管道，防止着地、逆流、滑脱。

根据不同手术部位亦需选择不同的体位，例如伤口在腰、腹部时，半卧位可能会加重伤口疼痛，故可给予平卧、健侧卧位。骶尾部肿瘤可给予俯卧位或左、右侧卧位交替，防止大小便污染伤口，引起切口感染，俯卧时需注意呼吸道的通畅，防止窒息。骨肿瘤截肢患儿术后 24 ~ 48 小时患肢垫软枕，防止肿胀，下肢肿瘤的患儿不宜抬高患肢以免造成关节屈曲、痉挛。脊柱肿瘤患儿应遵循轴线翻身原则，维持脊柱的生理弯曲，防止脊柱扭曲。

（朱　慧）

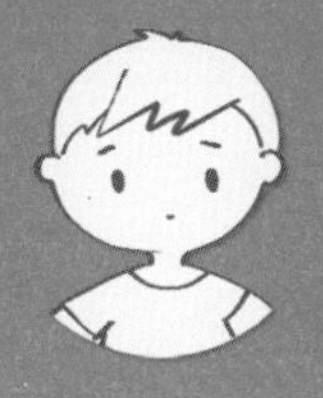

第三节 化疗的不良反应及其预防

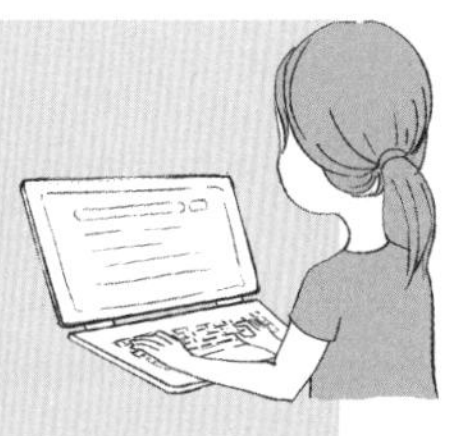

化疗不仅仅能杀死肿瘤细胞、抑制肿瘤细胞生长繁殖，同时也对生长较快的正常细胞有杀伤作用。因此在治疗过程中会出现许多并发症，如恶心呕吐、腹痛腹泻、白细胞减低、贫血、血小板下降、脱发等，针对不同的并发症有不同的处理方法。

化疗即化学药物治疗，是一种利用化学药物杀死肿瘤细胞、抑制肿瘤细胞生长繁殖和促进肿瘤细胞分化的一种治疗方式，它是一种全身性治疗手段，对原发病灶、转移灶均有治疗作用。

为什么化疗期间要放置中心静脉置管（PICC）呢?

化疗给药前应评估患儿血管情况，用药提倡首选中心静脉给药，可采用经外周静脉穿刺中心静脉置管（PICC）、皮下埋藏式导管输注系统（PORT）或中心静脉导管（CVC）。持续静脉给药更应选择中心静脉通路。

（1）告知家长置入 PICC 的目的、方法、配合要点。

（2）指导家长留置 PICC 期间穿刺部位防水、防牵拉等注意事项。

（3）指导家长观察穿刺点周围皮肤情况，有异常及时通知护士。

（4）指导家长注意置管手臂不可过度用力，避免提重物、拄拐杖，衣服袖口不可过紧，不可测血压及静脉穿刺。

（5）告知家长避免给患儿盆浴、泡浴。

化疗药物常见的不良反应有哪些？

（1）局部反应　当静脉注射一些刺激性较强的化疗药物时，可引起严重的局部反应。①静脉炎：表现为所用静脉部位疼痛、发红，有时可见静脉栓塞和沿静脉皮肤色素沉着等；②局部组织坏死：当刺激性强的化疗药物渗漏入皮下时，可造成局部组织化学性炎症，表现为红肿疼痛甚至组织坏死和溃疡，经久不愈。

（2）骨髓抑制　大多数化疗药物均有不同程度的骨髓抑制，多为剂量限制性毒性。骨髓抑制在早期可表现为白细胞尤其是中性粒细胞减少，严重时血小板、红细胞、血红蛋白均可降低，不同的药物对骨髓抑制作用的强弱、早晚和持续时间长短不一，所以抑制程度也不相同。骨髓抑制期患儿还可出现疲乏无力、抵抗力下降、易感染、发热、出血等表现。

（3）胃肠毒性　大多数化疗药物可引起胃肠道反应，表现为口干、食欲不振、恶心、呕吐，有时可出现口腔黏膜炎或溃疡。便秘、麻痹性肠梗阻、腹泻、胃肠出血及腹痛也可见到。

（4）免疫抑制　化疗药物大多是免疫抑制剂，可对机体的免疫功能造成不同程度的抑制，而机体免疫系统在消灭体内残存肿瘤细胞上发挥着很重要的作用，当免疫功能低下时，肿瘤不易被控制，且加快复发或转移进程。

（5）肾毒性　部分化疗药物可引起肾脏损伤，主要表现为肾小管上皮细胞急性坏死、变性、间质水肿、肾小管扩张，严重时出现肾功能衰竭。患儿可表现为腰痛、血尿、水肿、小便化验异常等。

（6）肝损伤　化疗药物引起的肝脏反应可以是急性而短暂的肝损害，包括坏死、炎症，也可以由于长期用药引起肝慢性损伤，如纤维化、脂肪性变、肉芽肿形成、嗜酸粒细胞浸润等。临床可表现为肝功能检查异常、肝区疼痛、肝大、黄疸等。

（7）心脏毒性　临床可表现为心律失常、心力衰竭、心肌病综合征（患儿表现为无力、活动性呼吸困难，发作性夜间呼吸困难，心力衰竭时可有呼吸心率加快、肝大、心脏扩大、肺水肿、水肿和胸水等），心电图检查异常。

（8）肺毒性　少数化疗药物可引起肺毒性，表现为肺间质性炎症和肺纤维化。临床可表现为发热、干咳、气急，多急性起病，伴有粒细胞增多。

（9）神经毒性　部分化疗药物可引起周围神经炎，表现为指（趾）麻木、腱反射消失，感觉异常，有时还可发生便秘或麻痹性肠梗阻。有些药物可产生中枢神经毒性，主要表现为感觉异常、肢体麻木、刺痛、步态失调、共济失调、嗜睡、精神异常等。

（10）脱发　有些化疗药物可引起不同程度的脱发，这是化疗药物损伤毛囊的结果。脱发的程度通常与药物的浓度和剂量有关。

（11）其他　如听力减退、皮疹、面部或皮肤潮红、指甲变形、骨质疏松、膀胱及尿道刺激征，不育症、闭经、性功能障碍、男性乳腺增大等也可由部分化疗药物引起。

化疗药物的不良反应的护理

（1）恶心、呕吐　化疗期间进食营养丰富、清淡可口、宜消化、高蛋白、维生素丰富、热量充足的饮食，禁忌空腹化疗；少量多餐，避免过热、粗糙、酸、辣等食物对消化道的刺激；饭前、饭后、睡前刷牙。化疗前后使用适量镇静剂和止吐剂，如恶心呕吐严重者，可给予输液支持治疗。

（2）腹痛、腹泻　观察腹部症状、腹痛性质及排便情况。腹泻者进食少渣、低纤维饮食，禁食产气、油腻食物。腹泻后及时清洁肛周，保持皮肤黏膜的清洁，多休息。观察大便性质，必要时作大便培养，及时纠正水、电解质平衡失调。

（3）血常规检查每周 1 ~ 2 次，当白细胞、血小板计数明显下降时，在医生指导下使用升白细胞及血小板的药物，必要时成分输血。

1）当白细胞 $<1\times10^9/L$，容易发生严重感染，需进行保护性隔离，保持室内环境整洁。

2）当血小板 $<50\times10^9/L$，会有出血的危险，注意观察皮肤有无淤点、淤斑，及其他出血征象。协助做好生活护理，避免碰撞，拔针后增加按压的时间；静脉注射时止血带不宜过紧，操作时间不宜过长；进食软食，保持大便通畅，避免抠鼻、剔牙、用力咳嗽，擤鼻涕等动作。

3）当血小板下降至 $<10\times10^9/L$，易发生中枢神经系统、胃肠道、呼吸道等重要脏器出血。应严密观察病情变化，嘱患儿绝对卧床休息，一旦患儿出现头痛或视力改变等症状，应排除颅内出血的可能性，及时通知医生；青春期女孩月经期间出血量及持续时间异常，及时报告医生。

（4）口腔炎及口腔溃疡　保持口腔清洁，饮食前后用 5% 碳酸氢钠 1:3 稀释后漱口。口腔溃疡严重时用吸管吸取液体，必要时静脉营养支持。注意口腔卫生，用软毛牙刷刷牙、进食前后漱口，避免食用刺激性粗糙的食物。

（5）反复多次使用多柔比星等蒽环类药物时，密切观察有无心悸、胸闷等症状，发现异常及时报告医生。注意休息，减少心肌耗氧量，减轻心脏的负荷；少量多餐，避免加重心脏的负担，反射性引起心律失常。

（6）预防肝脏损害，可给予保肝药物。为防止肾损害，嘱患儿适当饮水，注意水化、碱化，观察尿量、尿色的变化，必要时适当使用解毒剂。饮食宜清淡，适当增加蛋白质和维生素的摄入。

（7）脱发和皮肤反应

1）做好心理护理，从精神上给患儿支持，告诉患儿脱发是暂时的，不要过分担心。

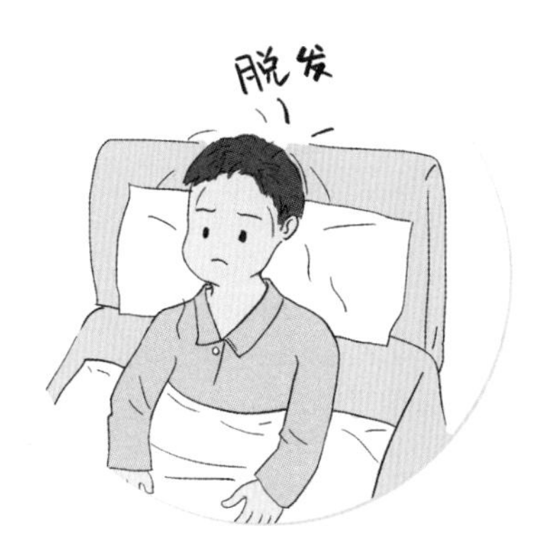

2）建议患儿脱发时剪短或剃光头发。

3）建议可通过戴假发改变形象，增强治疗的信心。

4）保持皮肤的清洁，避免抓挠，并用温水清洗。

（沈佳艺）

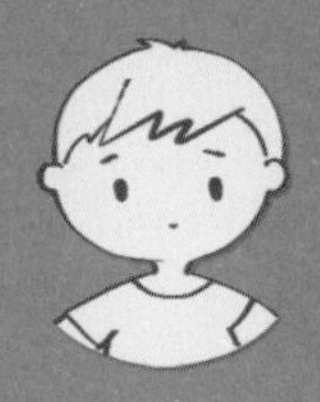

第四节　输液港和PICC的日常注意事项

由于肿瘤患儿需要反复进行静脉输液治疗，因此在治疗过程中建议安装化疗泵或 PICC，从而解决长期反复静脉输液治疗中的局限，防止刺激性药物渗漏对静脉的损伤，提高患儿的生活质量。

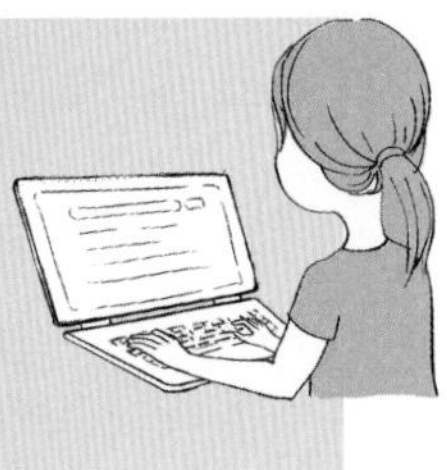

什么是输液港?

它是完全植入人体内的闭合输液装置（图 5–4）。置入时间可保留 5 年左右。它适用于静脉采血及抗肿瘤药物、持续腐蚀性药物或已知刺激性药物、胃肠外营养、输血等需要长期、连续或间隙静脉输液治疗的情况。它可以明显降低导管感染的并发症，不影响患儿的日常活动，同时解决长期反复静脉输液治疗中的局限，防止刺激性药物对静脉的损伤，提高患儿的生活质量。

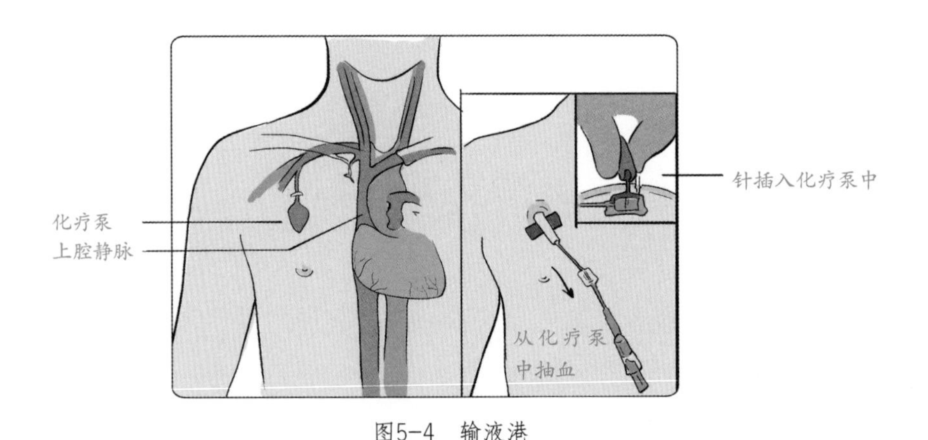

图5–4　输液港

植入输液港的禁忌证

（1）确诊或疑似感染、菌血症或败血症。

（2）患儿本身体质不适合植入输液港或对输液港材料过敏。

（3）严重的肺阻塞性疾病、预穿刺部位接受过放射治疗；预插管部位有血栓形成迹象或经受过血管外科手术。

接受输液港植入时患儿及家长需要做些什么准备？

（1）签署知情同意书。

（2）家长帮助患儿沐浴清洁皮肤。

输液港植入后会出现些什么情况？

（1）放置导管的部位可能会出现青紫，1 ~ 2 周青紫会自行消失。

（2）如放置输液港处的皮肤出现红、肿、热、痛等炎性反应，甚至颈肩部出现疼痛及同侧上肢水肿或疼痛，必须回医院就诊。

输液港植入的日常注意点是什么？

（1）插针期间避免洗澡，待拔针后伤口痊愈，则可以正常沐浴而不受输液港影响，日常生活与往日无异。

（2）输液港局部避免撞击。平时勿剧烈运动，不用这一侧手臂做引体向上、托举哑铃、打球、游泳等活动度较大的体育锻炼。

（3）可以用于静脉采血，但严禁用于 CT、MRI 等造影检查。

（4）输液期间每 7 天更换输液港无损伤针。

（5）出院后每个月应至医院维护，接受肝素稀释液冲洗导管一次，避免导管阻塞。

什么是PICC？

PICC 系指经外周静脉穿刺置入中心静脉置管，用于 5 天以上的中、长期静脉治疗或静脉输注高渗、刺激性的药物。最长可留置 1 年，治疗间歇期每 7 天维护一次，预防并发症（图 5–5）。

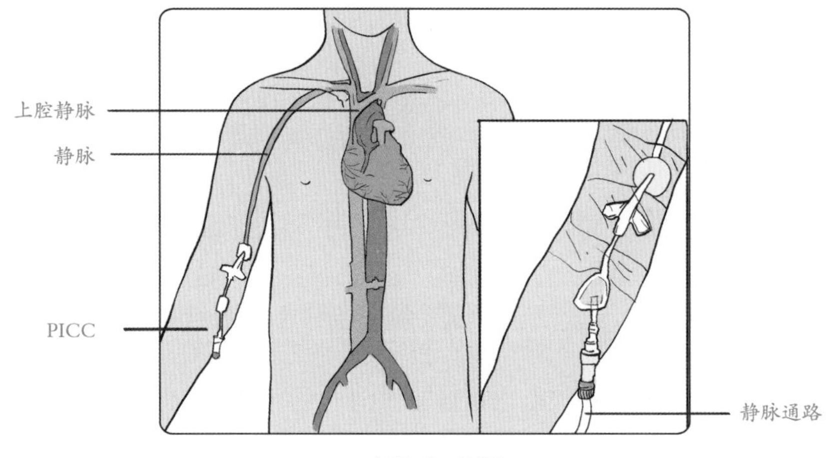

图5–5　PICC

PICC植入的日常注意点是什么？

（1）新放置的 PICC 会有渗血情况,建议进行加压包扎,第二天更换敷料一次。

（2）穿刺后第一天减少肢体活动，第二天鼓励适当活动肢体，如发现上臂肿胀，可行热敷和理疗。

（3）家长需观察穿刺点周围皮肤有无发红、肿胀、疼痛，有无脓性分泌物等异常情况，如有异常及时通知医务人员。

（4）治疗间歇期每 7 天维护一次。

（5）日常生活中保持敷料的清洁，如有卷边、潮湿、脱落，及时就医更换。

（6）携带 PICC 不影响日常活动，但应避免植入 PICC 侧的肢体进行负重或剧烈运动，防止导管脱出或移位。

（7）携带导管可以淋浴，但应避免盆浴、泡浴。淋浴前建议使用清洁保鲜膜包裹穿刺点上下至少 10 厘米，上下边缘用胶布紧贴，以防浸湿局部。沐浴后检查敷贴，如有潮湿及时更换。

（8）建议患儿日常穿戴宽松袖口的衣服，穿脱衣服时，家长需特别注意，避免拉扯导管使其移位或脱出。

（9）若出现导管发生渗液、断裂或堵管，请立即就医。

（朱　慧　沈佳艺）

后　记

曾师从于中国小儿外科界泰斗——张金哲院士和佘亚雄教授的施诚仁教授，一生淡泊名利，传道、授业、提携后学，将所有的热情都奉献给了小儿外科和中国儿童实体肿瘤事业。施教授严谨的行医与治学态度，使我们受益良多，衷心感谢施教授在肿瘤治疗领域的无私奉献。这部科普图书的出版更是凝聚了他的智慧与大爱，从策划选题、邀请撰写专家到每一篇文稿的反复修改等，都离不开他的辛勤指导和帮助！

近年来在施诚仁教授的倡导与关怀下成立的中国抗癌协会小儿肿瘤专业青年委员会，活跃着一群思维敏锐、积极进取、善于沟通而又热爱儿童肿瘤事业的中青年医生。他们秉承了老一辈的优良传统，孜孜不倦地追求医学技艺，同时认为儿童肿瘤的综合治疗应该是在标准化治疗基础上的个体化治疗，并强调引入人性化的治疗理念。随着与国外同行交流的日益频繁，编写一本具有中国本土化特色的儿童肿瘤科普宣传图书成为大家共同的心愿。

在此，我要特别感谢中山大学孙逸仙纪念医院的黎阳教授和广州金丝带特殊儿童家长互助中心罗志勇先生对本书的大力支持！他们对于儿童肿瘤事业的热爱让我感动与敬佩！

最后，深深感谢 10 多年来一直坚持为上海交通大学医学院附属新华医院肿瘤患儿送去爱心和欢笑的上海 Mercy Fund 爱心妈妈们！

谨以此书献给所有坚守在儿童肿瘤事业的医护同行、各界爱心人士以及所有的患儿家长！感谢你们帮助孩子们树立战胜病魔的勇气和继续生活的信心！感谢你们为患儿和其家庭带来更多的爱与希望！

袁晓军
2017 年 9 月 19 日于上海